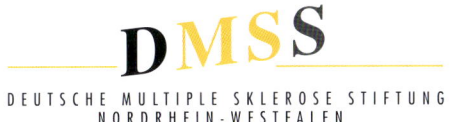

PD Dr. med. Michael Haupts, Dr. rer. medic. Sabine Schipper

Unsichtbare Symptome
der Multiplen Sklerose

Kognitive Störungen · Fatigue · Depressionen

Deutscher Medizin Verlag
Münster 2010

Herausgeber:
Deutsche Multiple Sklerose Stiftung - Nordrhein-Westfalen (DMSS-NRW), Düsseldorf

PD Dr. med. Michael Haupts, Dr. rer. medic. Sabine Schipper
Unsichtbare Symptome der Multiplen Sklerose – Kognitive Störungen · Fatigue · Depressionen
unter Mitarbeit von Astrid Trippe, Bielefeld und Kathrin Hubbert, Bochum

Redaktion, Wiss. Beratung, Realisation: Dr. Franz Waldmann
Institut für Medizin & Wissenschaft, Senden
Gestaltung: promedici®, Senden

dmv Deutscher Medizin Verlag
Münster (Westfalen): dmv 2010
Bezug: Dr. Waldmann GmbH, Daimlerstr. 55, 48308 Senden, Tel. 02597 991300, E-Mail: dmv@promedici.de

ISBN 978-3-936525-46-5

Folgende Firmen haben das Projekt
„**Unsichtbare Symptome der Multiplen Sklerose**" unterstützt:
Bayer Vital GmbH, Leverkusen
Merck Serono GmbH, Darmstadt
Novartis Pharma GmbH, Nürnberg

Dieses Werk ist urheberrechtlich geschützt. Die dadurch begründeten Rechte, insbesondere die der Übersetzung, des Nachdrucks, des Vortrags, der Entnahme von Abbildungen und Tabellen, der Funksendung, der Mikroverfilmung oder der Vervielfältigung auf anderen Wegen und der Speicherung in Datenverarbeitungsanlagen, bleiben, auch bei nur auszugsweiser Verwertung, vorbehalten. Eine Vervielfältigung dieses Werkes oder von Teilen dieses Werkes ist auch im Einzelfall nur in den Grenzen der gesetzlichen Bestimmungen des Urheberrechtsgesetzes der Bundesrepublik Deutschland vom 9. September 1965 in der jeweils gültigen Fassung zulässig. Sie ist grundsätzlich vergütungspflichtig. Zuwiderhandlungen unterliegen den Strafbestimmungen des Urheberrechtsgesetzes.

© **Deutsche Multiple Sklerose Stiftung - Nordrhein-Westfalen (DMSS-NRW), Düsseldorf 2010**
Printed in Germany
Die Wiedergabe von Gebrauchsnamen, Handelsnamen, Warenbezeichnungen usw. in diesem Werk berechtigt auch ohne besondere Kennzeichnung nicht zu der Annahme, dass solche Namen im Sinne der Warenzeichen- und Markenschutz-Gesetze als frei zu betrachten wären und daher von jedermann benutzt werden dürften.
Produkthaftung: Für Angaben über Dosierungsanweisungen und Applikationsformen kann vom Verlag keine Gewähr übernommen werden. Derartige Angaben müssen vom jeweiligen Anwender im Einzelfall anhand anderer Literaturstellen und der jeweils gültigen Gebrauchsinformationen auf ihre Richtigkeit überprüft werden.
Fotos: promedici®, Fotolia, iStockphoto, KRYOLIND, Cooline®

■	**Vorwort**	4
■	**Einleitung**	7
	■ Therapieempfehlungen – nicht immer unproblematisch	9
	■ Ebenfalls nicht unproblematisch – das Geschäft mit der Hoffnung	9
	■ Was nun?	10
	■ Schritte in die richtige Richtung	10
	■ MS – die Erkrankung	11
	■ Unsichtbare Symptome	12
■	**Kognitive Störungen**	14
	■ Wie erkennt man kognitive Störungen?	17
	Beispiele für neuropsychologische Testverfahren	19
	■ Therapie kognitiver Störungen	20
	Nichtmedikamentöse Therapie	20
	Gedächtnistraining – Gedächtnisstrategien:	
	Mehr als nur „Wiederholen und Üben"	22
	Medikamentöse Therapie	26
■	**Fatigue**	29
	■ Viele Theorien…	29
	■ Wie misst man subjektive Ermüdung?	31
	■ Therapie der Fatigue	33
	Nichtmedikamentöse Therapie	33
	Medikamentöse Therapie	35
	Leitlinien der MSTKG	38
	Kühlwesten für MS-Patienten	38
■	**Depressionen**	41
	■ Mögliche Symptome einer Depression	42
	■ Therapie der Depression	45
	Nichtmedikamentöse Therapie	45
	Medikamentöse Therapie	47
	Depression – Neurobiologie oder schlechte Laune?	48
■	**Andere psychische Störungen**	51
	■ Psychische Störungen als unerwünschte Therapieeffekte	51
■	**Unsichtbare Symptome und gesundheitsbezogene Lebensqualität**	53
■	**Quellen und Literatur**	55
■	**Glossar**	59
■	**Wichtige Adressen**	62

Vorwort

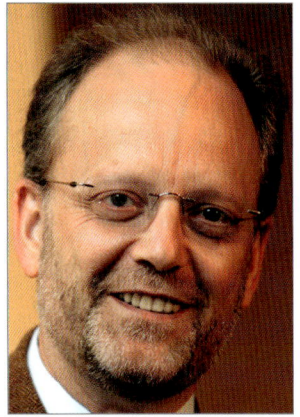

Prof. Dr. med. Thomas Henze, Reha-Zentrum Nittenau, Mitglied des Ärztlichen Beirates des DMSG-Bundesverbandes e. V.

Woran denken Sie, wenn Sie den Begriff „Multiple Sklerose" hören? Sind dies nicht diese Kranken, die sich nicht „normal" fortbewegen können, die unsicher auf den Beinen sind, allenfalls kurze Strecken gehen können, oft einen Gehstock benötigen oder gar einen Rollstuhl? Manche Menschen assoziieren als erstes sogar Unselbstständigkeit, Aufgabe des Berufs, Abhängigkeit von der Hilfe anderer oder auch Bettlägerigkeit.

Oft sind unsere Vorstellungen von Multipler Sklerose vor allem von Einschränkungen der Bewegungsfähigkeit, des Gehens, der Geschicklichkeit geprägt, aber: Neben diesen leicht sichtbaren Auswirkungen der Erkrankung gibt es einige, die weniger gut bekannt sind, trotzdem aber sehr beeinträchtigend sein können. Sie erschweren die Ausübung des Berufes oder machen den Alltag zur Qual, wie z. B. Probleme mit der Blasenentleerung oder der Gefühlswahrnehmung, bis hin zu regelrechten Schmerzen. Man kann sich leicht vorstellen, dass auch diese Symptome die Lebensqualität bei MS ganz erheblich einschränken können.

Und noch viel seltener denkt man – sobald das Gespräch auf die Multiple Sklerose kommt – an Symptome wie kognitive Störungen, Depression oder das Müdigkeitssyndrom. Warum ist das so? Glaubt man den wissenschaftlichen Statistiken, gehören diese Symptome doch immerhin zu den häufigsten im Verlauf einer MS. Sie kommen bei 60 bis 80 % aller Betroffenen vor. Eigentlich müssten sie daher doch ebenso bekannt sein wie die Bewegungsstörungen. Das Gegenteil aber ist der Fall. Die genannten Symptome wurden lange Zeit kaum oder gar nicht beachtet. Die Forschung hat sich erst seit kurzem dieser ebenso wichtigen, aber eben stillen Symptome angenommen und versucht, ihre genauen Ursachen zu klären. Gleichzeitig fehlen heute immer noch ausreichende Möglichkeiten, diese Symptome sicher zu erkennen und ihre Bedeutung einzuschätzen, ganz zu schweigen davon, dass die Möglichkeiten der Behandlung noch völlig unzureichend sind, zumindest was die kognitiven Störungen und das Müdigkeitssyndrom betrifft.

Auch gibt es immer wieder Betroffene, die ihre Symptome nicht richtig einordnen können, die sich vielleicht wundern, dass sie – bei völlig normaler Beweglichkeit, Geschicklichkeit und Kraft – häufiger etwas vergessen, in Stresssituationen viel rascher überfordert sind als früher, dass sie nach bereits geringer Anstrengung stark ermüdet sind und viel mehr Pausen benötigen als gewohnt. Angehörigen, Freunden oder Kollegen fallen irgendwann die neuen Schwierigkeiten auf, die dann vielleicht falsch interpretiert werden: Als Unkonzentriertheit, Antriebsschwäche, Faulenzerei usw. Das kann zu schwer erträglichen Situationen führen und vormals gute soziale Beziehungen schwer belasten.

Umso größer ist das Verdienst der beiden Autoren dieses Buches, PD Dr. Michael Haupts und Dr. Sabine Schipper, dass sie sich gerade dieser stillen Symptome angenommen haben. Sie haben hier alles Wissenswerte zusammengetragen und vor allem auch die vielen neuen Forschungsergebnisse berücksichtigt. So ist ein Buch entstanden, in dem Sie umfassende und sehr kompetente Auskunft über diese nicht nur stillen, sondern oft auch noch recht unbekannten Symptome bekommen. Lesen Sie es sich sorgfältig durch. Es wird Ihnen bei Ihren täglichen Schwierigkeiten mit kognitiven Störungen, Depression oder Müdigkeitssyndrom vielfältige Hilfen und Orientierung bieten und Sie so in die Lage versetzen, Ihr Leben aktiver und lebenswerter gestalten zu können.

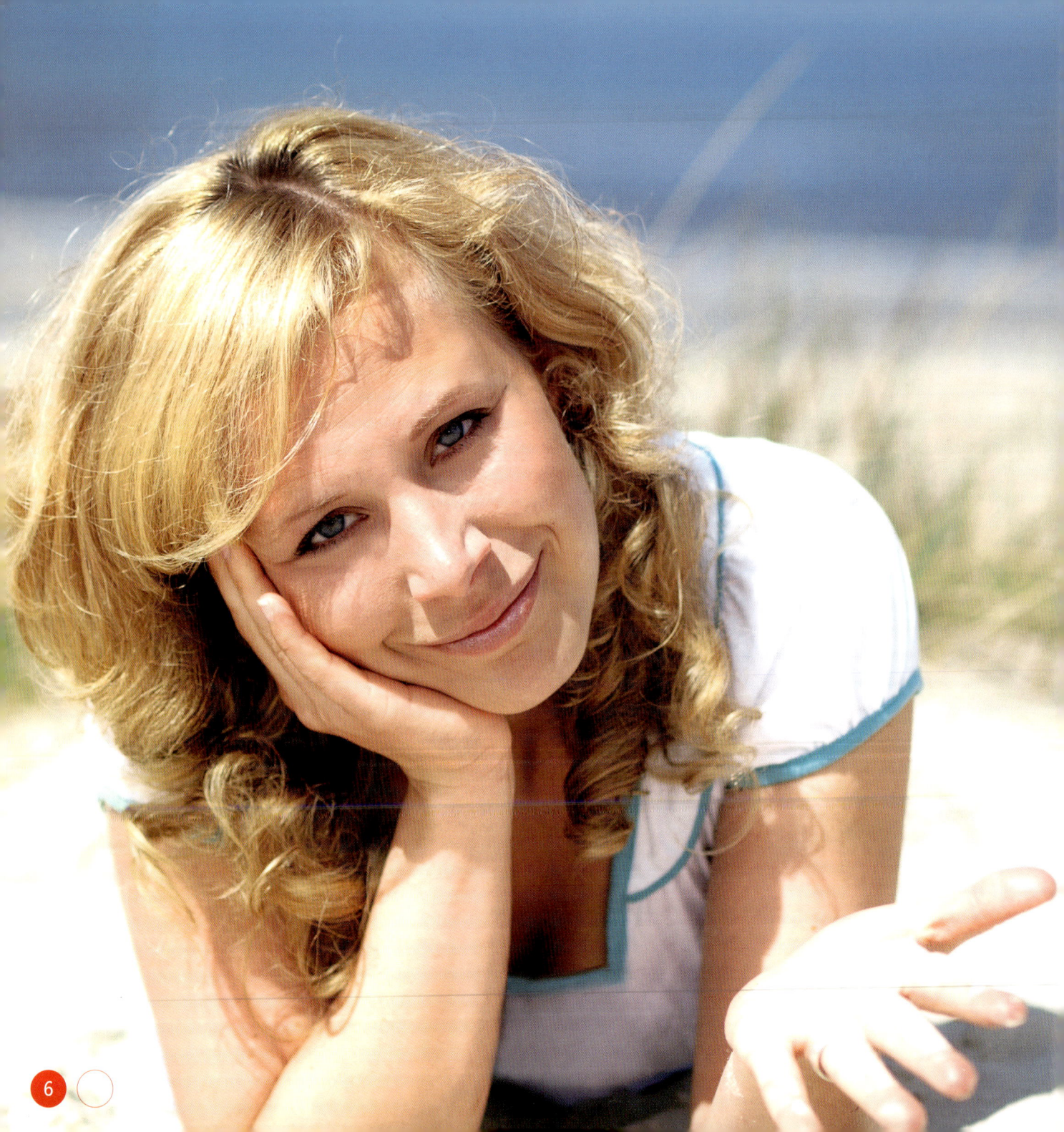

Einleitung

„Manchmal würde ich mir wünschen, etwas zu haben, was man direkt sieht – eine offensichtliche Behinderung. Aussehen wie ein gesunder Mensch, aber nicht mehr gesund zu sein und sich vor allem nicht gesund zu fühlen, ist wirklich schlimm. Dieses ständige Erklären und Rechtfertigen, das Gefühl nicht ernst genommen zu werden – oft zweifle ich schon an mir selbst!" [1]

Die Lebensqualität bei MS-Betroffenen wird typischerweise durch körperliche Behinderungen eingeschränkt. Aber auch Symptome, die nicht direkt zu erkennen sind, machen den Erkrankten das Leben schwer. **Depression**, *Fatigue* (abnorme Ermüdbarkeit) und **kognitive Störungen** sind nur drei dieser „unsichtbaren Symptome". Auch andere MS-bedingte Störungen sind nicht direkt zu sehen, wie z. B. Missempfindungen oder Schmerzen. Warum also eine Beschränkung auf diese drei belastenden und auch häufigen Probleme?

Studien zeigen, dass gerade Depressionen und Fatigue die Lebensqualität empfindlich stören, während kognitive Störungen die Teilnahme am sozialen Leben, z. B. im Beruf, erschweren können. Die herausgegriffenen Symptome sind nicht nur für den Erkrankten, sondern auch für Angehörige, Freunde und Kollegen besonders verunsichernd und nur schwer zu begreifen. Schnell stellen sich bei den Erkrankten und auch in ihrem Umfeld Gedanken ein wie *„Du musst dich nur zusammenreißen!"*, *„Stell dich nicht an!"* oder *„Jeder ist mal traurig – mach' einfach was Schönes, dann geht's schon wieder!"*.

Genau das ist bei Depressionen, Fatigue und kognitiven Problemen nicht die Lösung! Alle drei haben nichts mit Anstellerei zu tun, sie sind ernstzunehmende Symptome der MS.

---

[1] An einigen Stellen haben wir Aussagen eingebracht, die uns in der Praxis so oder ähnlich immer wieder begegnen. Die Schilderungen, die wir unseren Erinnerungen und Notizen entnommen haben, erheben nicht den Anspruch der wortgetreuen Wiedergabe.

Fachwissen aus Medizin und Psychologie ist Voraussetzung für eine angemessene Diagnostik und Therapie.

Das vorliegende Buch soll hilfreiches Wissen für Erkrankte und Angehörige aus der medizinischen und psychologischen Forschung und Praxis vermitteln. Aufbauend auf einer Charakterisierung der Probleme und der Darstellung medizinischer und psychologischer Fakten werden Therapiemöglichkeiten vorgestellt. Diese werden dabei unterteilt

- in solche, die für Betroffene selbst anzuwenden sind
- in solche, für die Arzt und Rezept erforderlich sind.

Unterschieden wird überdies zwischen medikamentösen und nichtmedikamentösen Verfahren (z. B. Krankengymnastik, Rehabilitation, Psychotherapie).

Verwendete Fachbegriffe werden bei der Erstnennung *kursiv* dargestellt. Ihre Erklärung findet sich im Glossar ab Seite 59. Medikamente sind in Kapitälchen ausgezeichnet.

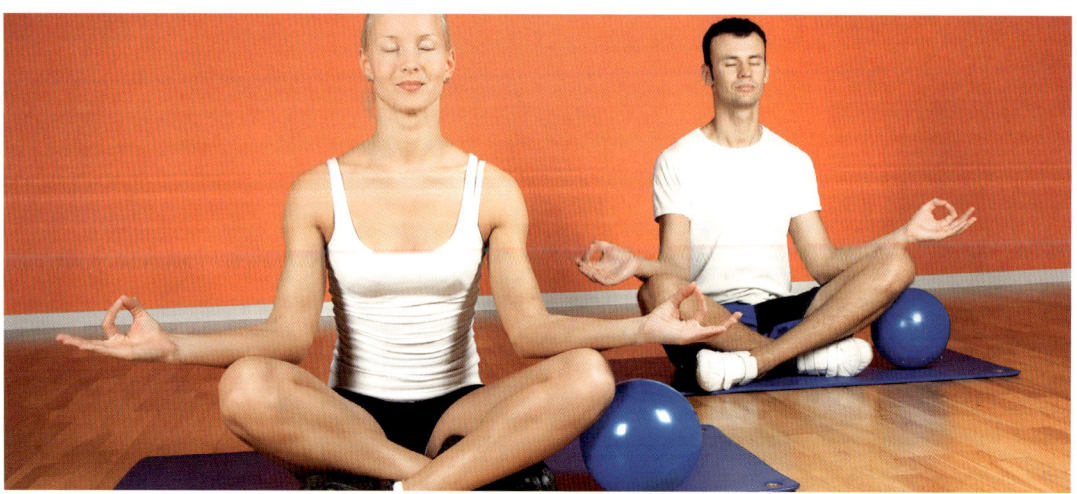

Therapieempfehlungen – nicht immer unproblematisch

Moderne Therapieleitlinien versuchen, Therapieeffekte durch wissenschaftliche Studien nachzuweisen und somit eine Aussage zur *„Evidenz"* (Belegbarkeit anhand von veröffentlichten Studienergebnissen) zu treffen. Da aber die MS viele verschiedene Problemkonstellationen mit sich bringt, gibt es für viele Bereiche nur selten ausreichend große Untersuchungsgruppen, die klare Aussagen erlauben. Gerade auf Fatigue und kognitive Störungen bezogen stellt sich das Problem des Wirksamkeitsnachweises von Therapien (Evidenzlage): große Untersuchungen sind selten und die Behandlungserfolge sind nur schwer objektiv zu messen. Trotzdem ist und bleibt es wichtig, Therapien wissenschaftlichen Prüfungen zu unterziehen und kritisch gegenüber Einzelfallberichten und unkontrollierten Erzählungen zu bleiben.

Ebenfalls nicht unproblematisch – das Geschäft mit der Hoffnung

Auch wenn Berichte über neue MS-Behandlungen in allen möglichen Medien fast monatlich erscheinen, so ist doch zu bedenken, dass Jahre der Prüfung vergehen, bis ein Präparat zugelassen wird. Viele Arznei-Testsubstanzen verlassen nicht das Stadium von Versuchen – wirkungslos, gefährlich, nebenwirkungsreich, nicht praxistauglich. Viele seit Jahren angepriesene Verfahren, mögen es *Enzyme*, *Nosoden*, Diäten oder andere „Geheimtipps" sein, haben die „Nagelprobe" einer sorgfältigen Arzneiprüfung nach modernen Qualitätskriterien nicht absolviert – und werden dementsprechend von Krankenkassen nicht bezahlt.

Es ist kein neues Problem: es gibt leider nicht das für alle MS-Patienten geeignete und 100%ig wirksame Mittel. Eigentlich auch kein Wunder bei einer Erkrankung, die „multiple" schon im Namen führt. Und auch nicht neu ist, dass unbewiesene, *paramedizinische* Angebote, die meist erhebliche private Zuzahlung erfordern, vorgeben, genau das zu bieten, was sich der Erkrankte wünscht: Heilung oder doch zumindest Linderung.

Was nun?

Wie soll man aus der wachsenden Zahl an effektiven Therapien für die Multiple Sklerose, die doch alle bisher die Krankheit nicht heilen können, die „richtige" Auswahl für denjenigen treffen, der vielleicht mit einer ganz individuellen Variante oder einem ungünstigen Krankheitsverlauf zu kämpfen hat? Soll man wirklich nur auf die neuen Medikamente abzielen, wo doch die großen Erfolge in der MS-Therapie gerade in der Kombination von Vorsorge, Krankengymnastik, Hilfe zur Selbsthilfe oder Vermeidung von Komplikationen stattgefunden haben?

Schritte in die richtige Richtung

Natürlich kann auch dieses Buch kein „Linderungspatentrezept" geben und es kann keinesfalls die vertrauensvolle Zusammenarbeit mit behandelnden Ärzten oder Therapeuten ersetzen, aber:

Unbekanntes macht Angst – Informationen können Abhilfe schaffen. Sprachlosigkeit macht vieles schlimmer – wenn das Unbekannte einen Namen bekommt, erleichtert dies das Gespräch: mit Familie, Freunden, Ärzten und Therapeuten.

Miteinander reden entlastet und hilft dabei, neue Wege zu sehen und zu gehen!

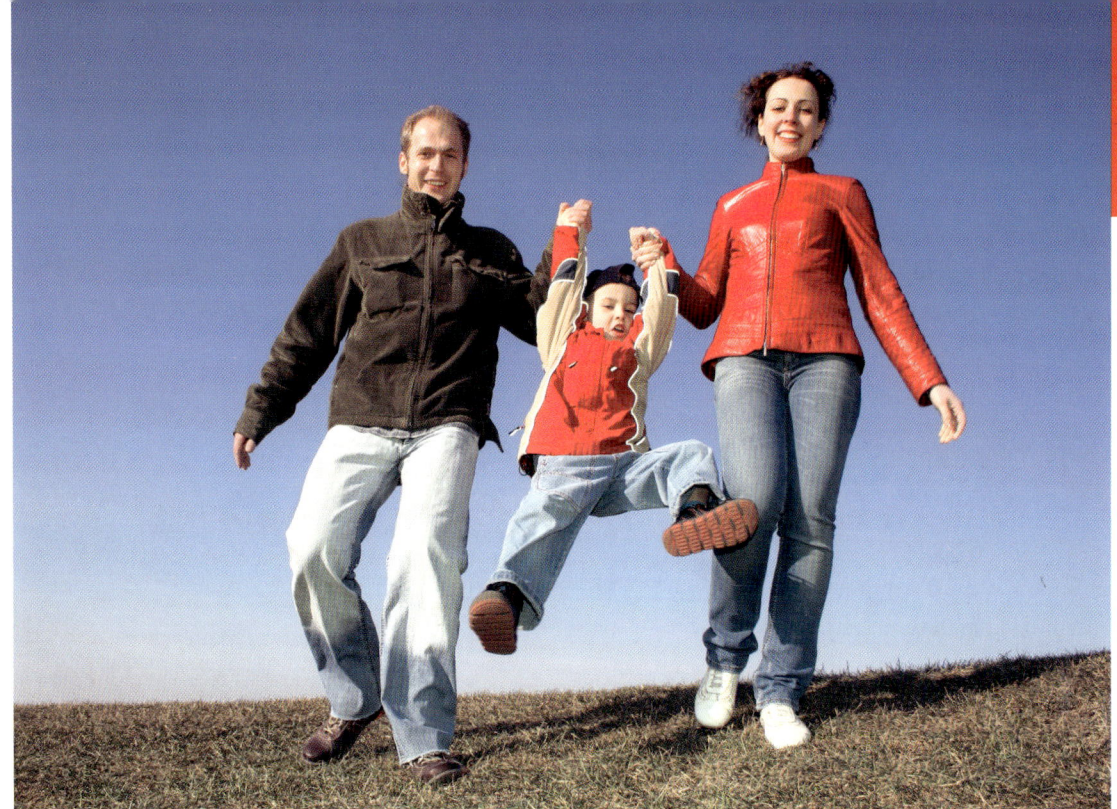

MS – die Erkrankung

Multiple Sklerose (MS) betrifft gegenwärtig in Deutschland nach Hochrechnungen über 120.000 Menschen – deutlich mehr Frauen als Männer. In der Mehrzahl der Fälle manifestiert sich die Erkrankung im jungen Erwachsenenalter. In der Anfangsphase der Erkrankung kommt es oft zum schubförmigen Aufflammen neuer Symptome – hierbei kann es sich z. B. um Störungen des Sehens, der Koordination, der Bewegungen oder Empfindungen handeln. Im späteren Verlauf der Erkrankung überwiegen *chronisch-progrediente* Verläufe. Moderne Magnetresonanz-Verfahren zeigen typische MS-Veränderungen in Gehirn und Rückenmark: *Demyelinisierungsherde*, Kontrastmittelanreicherungen. Man weiß aber, dass es auch mikroskopische Schäden der normalen weißen Hirnsubstanz gibt. Sind diese Herde „stumm" – oder doch vielleicht ein Grund für Störungen?

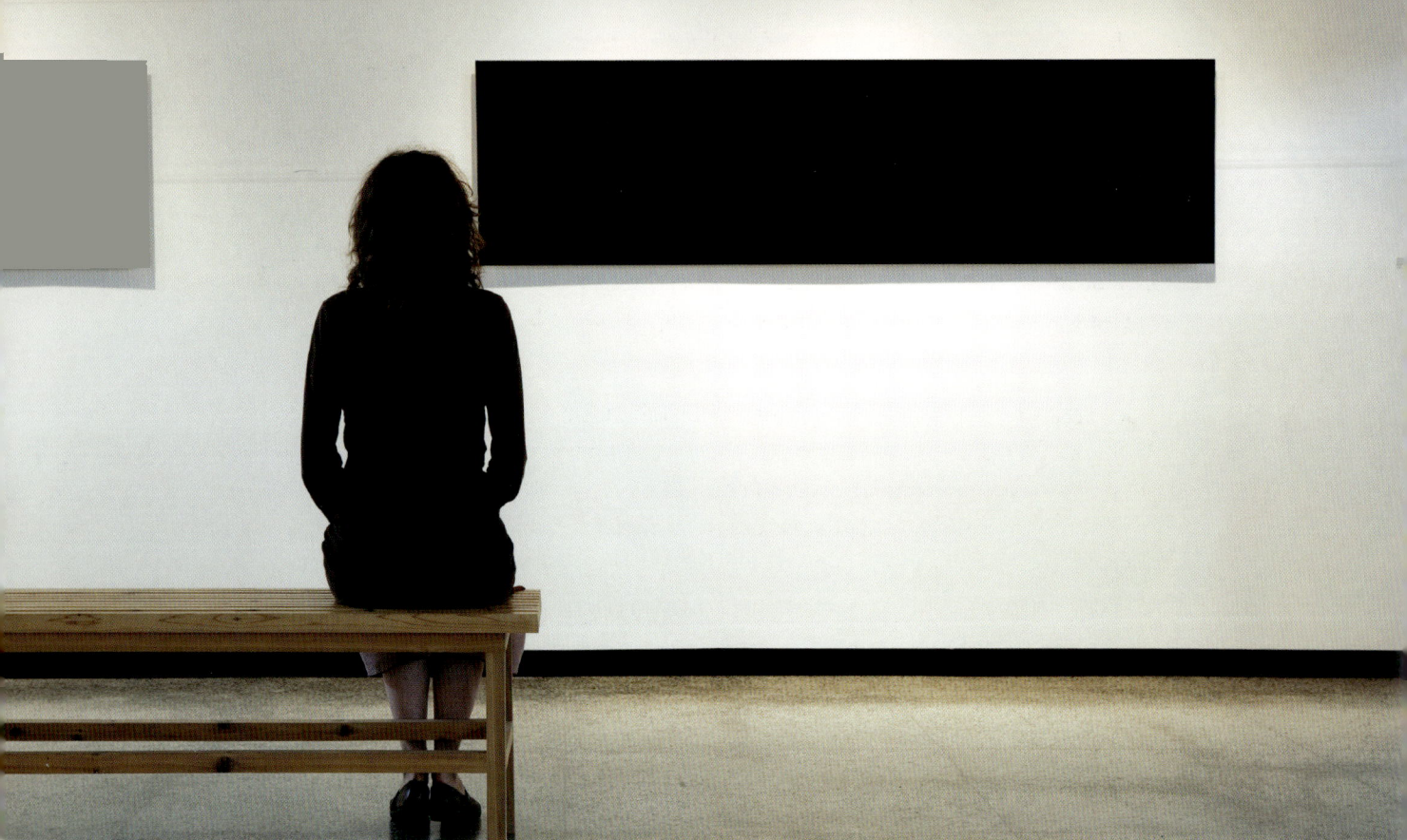

Unsichtbare Symptome

So genannte *neuropsychiatrische Symptome* wurden bereits in Beschreibungen der Multiplen Sklerose im 19. Jahrhundert dargestellt: Schwerbesinnlichkeit, Probleme bei abstrakten Aufgaben, Gedächtnisschwäche.

Solche „unsichtbaren" Probleme treten jedoch in der Aufmerksamkeit Betroffener und Beteiligter auch heute noch gegenüber Gehbehinderung, Ungeschicklichkeit der Bewegung, Missempfindungen, Sehstörungen oder anderen neurologischen Symptomen oft zurück. Lange Jahre galt sogar als Lehrmeinung, dass Multiple Sklerose zwar zu einer typischen Hochstimmung (Euphorie) führen könne, im übrigen aber trotz erheblicher körperlicher Behinderungen keinen geistigen Abbau (*Demenz*) oder andere wesentliche neuropsychologische Störungen, wie z. B. Desorientierung, verursache.

Die Einschätzung unsichtbarer Probleme hat sich im Lichte moderner diagnostischer Verfahren gewandelt und differenziert. Die schwer nachvollziehbare rasche Ermüdbarkeit vieler MS-Betroffener ist ein typisches, aber oft verkanntes unsichtbares Symptom der Erkrankung. Gleiches gilt auch für die Stimmungstiefs und andere psychische Veränderungen Betroffener, die oft für die Umgebung nicht nachvollziehbar sind.

Typischerweise können derartige Erkrankungssymptome nicht durch rein immunologische, entzündungshemmende Therapiestrategien beseitigt werden. Andererseits sind solche Störungen oft in viel größerem Maße als der zugrunde liegende Entzündungsprozess für Behinderungen und Lebensqualität Betroffener im Alltag verantwortlich. Daher hat die Therapie-Konsensus Gruppe deutscher, schweizerischer und österreichischer Neurologen im Jahre 2004 gemeinsame Empfehlungen zur symptomatischen Therapie der Multiplen Sklerose veröffentlicht (Henze 2005), in denen neben weiteren Symptomkomplexen gerade auch den Störungen und Problemen Aufmerksamkeit gezollt wird, die uns im Weiteren interessieren:

- Kognitive Störungen:
  Aufmerksamkeit, Gedächtnis, Planen und Kontrolle, räumlich-konstruktive Fertigkeiten, allgemeine Intelligenz
- Fatigue: abnorme Ermüdbarkeit
- Depressionen und andere Störungen der Gefühlswelt
- Andere psychische Störungen
- Psychische Störungen als unerwünschte Therapieeffekte

Kognitive Störungen

Was war da noch gerade, vor dem Telefonat? Und wie hieß der Anrufer? Vergessen! Jeder kennt das. MS-Patienten kann es häufiger passieren. Schnell kommen dann Verunsicherung, Angst, Unverständnis, Rollen- und Partnerkonflikte auf. Dagegen hilft: ansprechen, abklären, mehr darüber wissen (auch für Angehörige und Mitmenschen!).

> Ein paar Worte zu den Begrifflichkeiten:
> Die Formulierungen „kognitive" oder „neuropsychologische Störungen" werden hier sinngleich verwendet. Der Begriff „kognitiv" stammt vom lateinischen „cognoscere" (erkennen) und meint das Erkennen/Erfassen unserer Welt mit unserer Wahrnehmung, unserer Aufmerksamkeit und unserem Gedächtnis.

Schon der Pariser Forscher J. Charcot und der Göttinger Arzt T. v. Frerichs beschrieben im 19. Jahrhundert solche oft leicht übersehenen Probleme. Die Wissenschaft hat sich weiterentwickelt; gerade die Entwicklung moderner neuropsychologischer Methoden hat einen wahren Schub an Methoden und Erkenntnissen möglich gemacht.

Störungen der kognitiven Leistungen sind bei MS relativ häufig. So berichteten amerikanische Autoren 1991 eine Häufigkeit von 40 % entsprechender Störungen (Rao et al. 1991a).

Eine Untersuchung an über 400 italienischen Patienten beschreibt ebenfalls über 30 % neuropsychologischer Leistungsminderungen verschiedener Ausprägungen (Amato et al 1995). Diese betreffen in individuell sehr unterschiedlichem Ausmaß Aufmerksamkeits- *und* Gedächtnisfunktionen, Planung *(exekutive Funktionen)* und Konstruktion (Anordnung und Erinnerung von Dingen im Raum), während z. B. Sprache oder altgewohnte Fertigkeiten selten deutlich betroffen sind. Kaum jemand mit MS vergisst persönlich relevante Dinge, wie z. B. Namen nahestehender Personen, aber viele Betroffene haben eine verminderte Konzentrationsspanne und können sich dann nicht so schnell viele neue Einzelheiten merken.

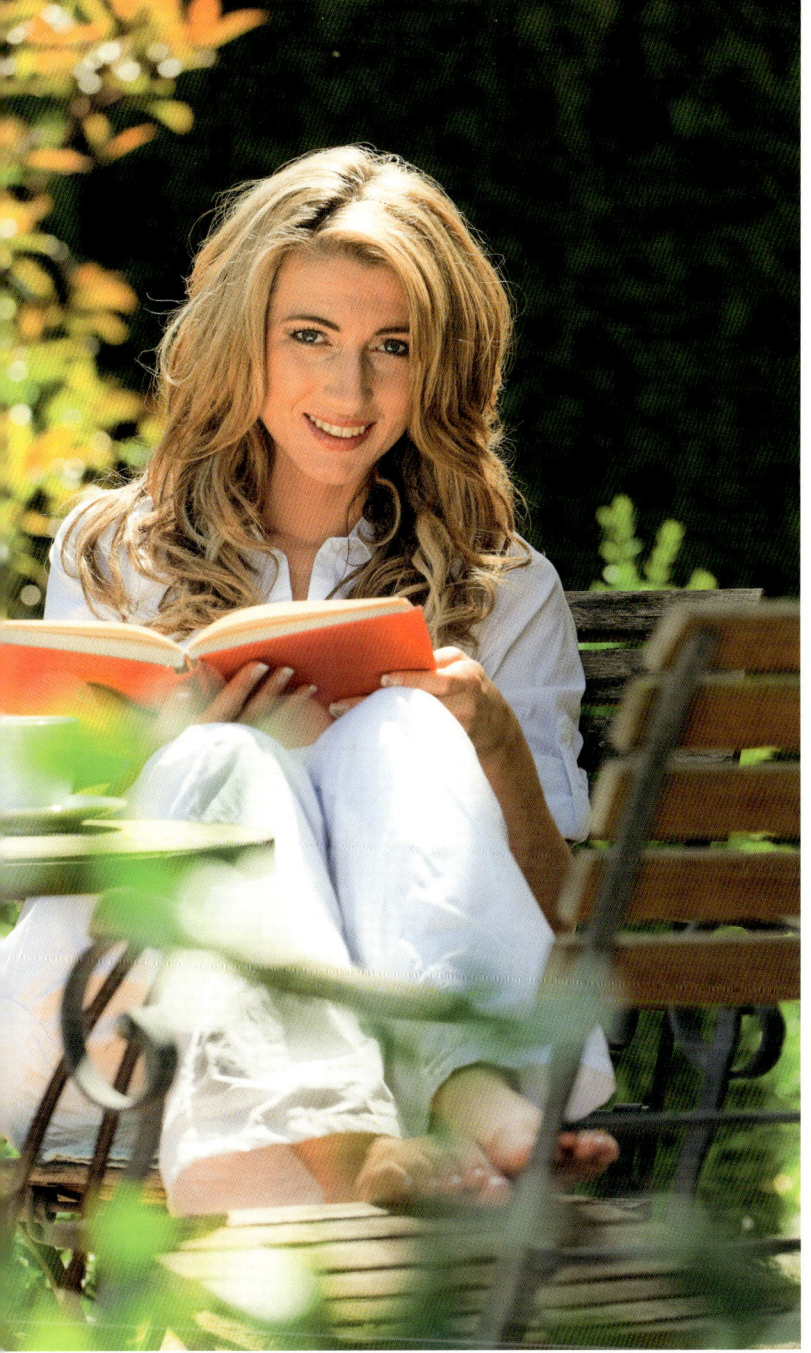

Charakteristik und Umfang neuropsychologischer Störungen können in verschiedenen Stadien der Erkrankung unterschiedlich ausgeprägt sein, typischerweise sind chronisch-progrediente Phasen stärker betroffen (Haupts et al. 1994). Bei entsprechendem Verdacht ist eine differenzierte neuropsychologische Testung angebracht. Kurztests, die eher zur Erfassung übergreifender Störungen (Demenzen) entwickelt wurden, sind für MS-Patienten in der Regel ungeeignet.

Denn: Eine alle Bereiche umfassende Demenz mit Intelligenzabbau stellt bei MS eher die Ausnahme dar:

Typischerweise bleibt die Intelligenz über lange Jahre eines MS-Verlaufes ohne Einbußen.

In einer Studie der Mayo-Klinik (Rochester, USA) 1994 wurden nur 3,7 % der Patienten als dement eingestuft.

Alzheimer-Demenz und MS sind ganz unterschiedliche Erkrankungen: Bei der Alzheimer-Erkrankung gehen Nervenzellen der Hirnrinde flächenhaft zugrunde. Das führt zu Desorientierung, Bedeutungsverlust von Begriffen und Gesten, Verkennungen, Intelligenzabbau bei erhaltenen Bewegungsfertigkeiten – somit einem ganz anderen, oft auch relativ rasch fortschreitenden Krankheitsbild meist bei älteren Menschen. Die unsichtbaren Symptome der MS sind viel weniger ausgeprägt, betreffen nur subtile Teilbereiche – und trotzdem können sie die Lebensqualität Betroffener erheblich stören und verdienen daher Beachtung.

Als besonders kritische Konsequenz neuropsychologischer Leistungsminderungen können berufliche Einschränkungen bis hin zur Erwerbsunfähigkeit drohen; auch soziale Integration und Lebensqualität sind gefährdet (Amato et al. 1995; Rao et al. 1991b).

Statistische Zusammenhänge neuropsychologischer Defizite zu *Hirnläsionen* ebenso wie auch zur *globalen Hirnvolumenminderung* sind bei MS mittels *Magnetresonanztomographie (MRT)* in zahlreichen Untersuchungen demonstriert worden.

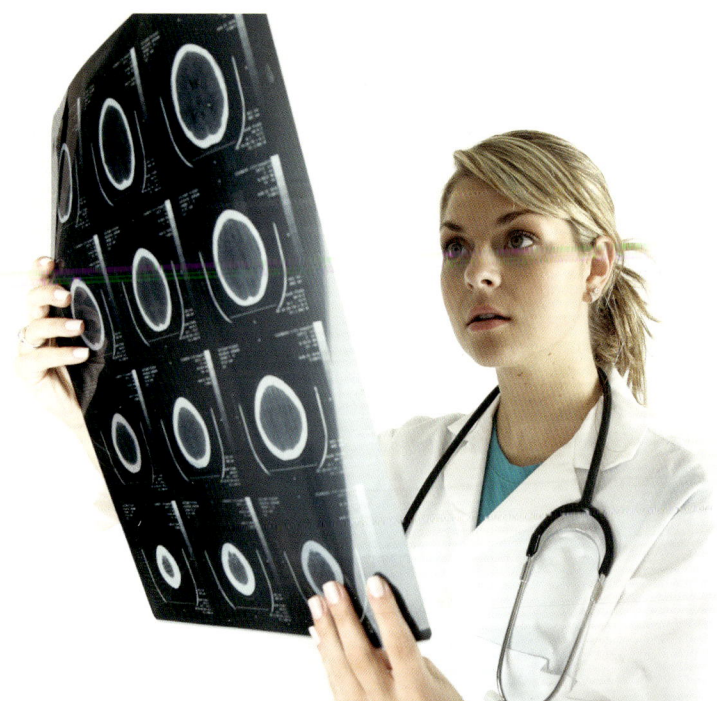

Wie erkennt man kognitive Störungen?

„Mir war gar nicht klar, was los war. Ich merkte nur, dass ich mit meiner Arbeit nicht mehr fertig wurde. Häufig verzettelte ich mich, versuchte durch längeres Arbeiten, zumindest die dringend notwendigen Aufgaben zu schaffen. Aber auch das war keine Lösung: Zum einen bestand mein Leben nur noch aus Arbeiten und Schlafen, zum anderen half das längere Arbeiten auch nicht gegen die Fehler, die mir unterliefen. Ich wurde immer gereizter... Dann die Reha: Neuropsychologische Testungen – fand ich erst einmal eigenartig. Aber mit der Zeit wurde mir mein Problem immer klarer und das „Kind" bekam einen Namen: Aufmerksamkeitsstörung."

Viele Menschen bemerken leichte kognitive Störungen nicht; und wenn, dann sind Erschrecken und Verdrängung häufige Reaktionen. Oft sind nur diskrete Störungen zu finden, die erst bei spezieller Untersuchung zu charakterisieren sind.

Die einfache Frage nach Gedächtnis- oder Aufmerksamkeitsstörungen hilft nicht immer weiter. Schließlich hat fast jeder einmal solche Phasen, in denen nichts wie gewohnt klappt. Und die übliche Frage nach aktuellem Datum und dem Ort weiß man mit und ohne MS gleich gut zu beantworten. Ab wann muss man an unsichtbare Störungen denken?

Aussagen, die wir in der Praxis häufig hören und die ein Hinweis auf kognitive Störungen sein können, sind z. B.:

„Ich verliere schnell den roten Faden."
„Wenn mehrere Dinge gleichzeitig passieren, bin ich total überfordert."
„Meine Konzentration lässt viel schneller nach als früher – der Akku ist sofort leer."

Aufschluss, ob es sich um eine kognitive Störung handelt, bieten spezielle neuropsychologische Tests.

Screening-(Such-)Verfahren wie der zur Untersuchung demenzkranker älterer Patienten entwickelte „Mini-Mental-Status"-Test *(MMS)* sind zur verlässlichen Erkennung neuropsychologischer Probleme bei MS ungeeignet. Bessere Daten liefern kurze Testbatterien:

Im amerikanischen Sprachraum wurde die „Brief Repeatable Battery" *BRB* entwickelt, in jüngerer Zeit auch das „Minimal Assessment of Cognitive Function in Multiple Sclerosis" (MACFIMS). In den „Multiple Sclerosis Functional Composite Score" (MSFC) wurde mit dem PASAT (Paced Auditory Serial Addition Test) ein neuropsychologischer Kurztest eingebaut, als sprachfreies Verfahren wird in England und Deutschland der „Faces Symbol Test" *(FST)* in Untersuchungen und Praxis angewendet, speziell für MS wurde der deutschsprachige *MUSIC-Test* (**Mu**ltiple **S**klerose **I**nventar **C**ognition) entwickelt.

Wenn ein gezielter Verdacht auf neuropsychologische Probleme abgeklärt werden soll, Therapiestrategien geplant werden müssen oder Gutachten über Leistungsfähigkeit und Beruf anstehen, empfiehlt sich eine weitergehende, differenzierte neuropsychologische Testung mit umfassenden Untersuchungen. Viele Untersuchungen finden heute am Computer statt.

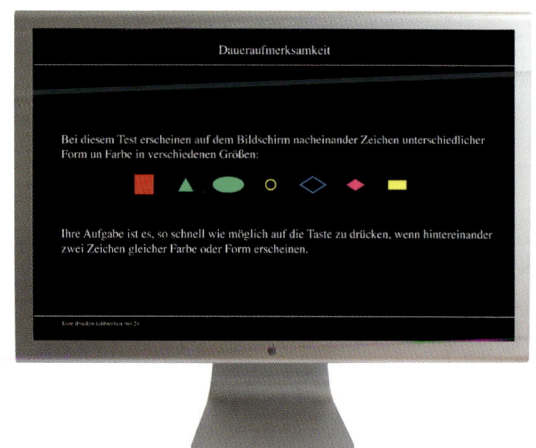

Beispiele für neuropsychologische Testverfahren

- **Aufmerksamkeit:**

    Papier-Bleistift-Aufgaben: z. B. Prüfen von Buchstabenlisten

    Computergestützte Verfahren: z. B. Testbatterie zur Aufmerksamkeitsprüfung *(TAP)* zur Überprüfung verschiedener Aspekte der Aufmerksamkeitsleistungen wie z. B. *Alertness* und geteilte Aufmerksamkeit; Wiener Testsystem *WTS* zur Überprüfung der Reaktionsgeschwindigkeit

- **Gedächtnis:**

    Überprüfung der Kurzzeitspanne durch das kurzfristige Merken von Zahlen, Worten, Figuren und Würfeln

    Überprüfen der Langzeitspanne z. B. durch das Nacherzählen einer Geschichte nach Ablauf einer bestimmten Zeit

    Überprüfen des visuellen Gedächtnisses durch Merken von Gesichtern und/oder Figuren

- **Planung:**

    Überprüfung z. B. durch Sortieraufgaben, Konstruktionsaufgaben und das Beachten von Regeln in einer Aufgabe

Die Einleitung einer neuropsychologischen Therapie sollte immer geprüft werden, wenn konkrete Alltagsbehinderungen bestehen.

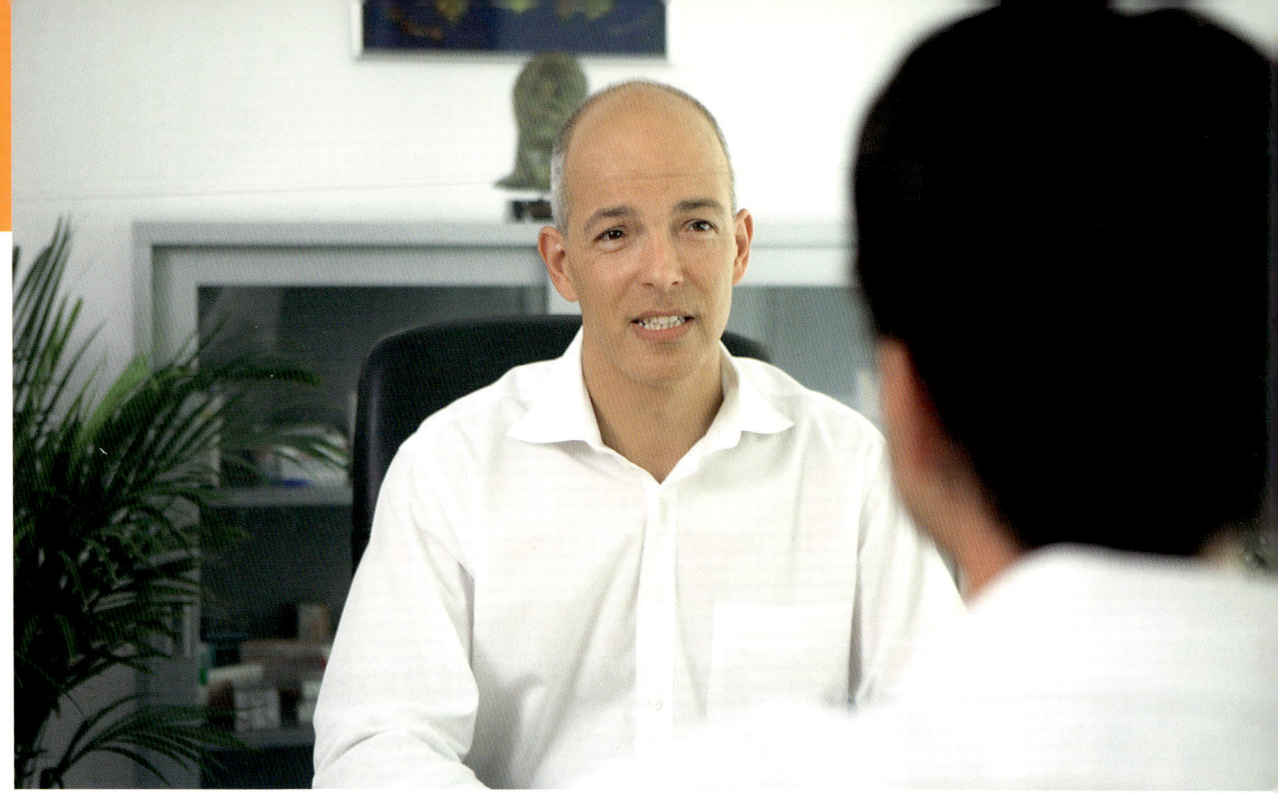

Therapie kognitiver Störungen

Nichtmedikamentöse Therapie

Nichtmedikamentöse Trainingsverfahren sind besonders für Aufmerksamkeitsstörungen als therapeutisch effektiv etabliert. Plohmann, Kappos u. Mitarbeiter stellten 1997 ein erfolgreiches computerisiertes Trainingsprogramm für Aufmerksamkeitsstörungen bei MS vor, dessen Effekte über die Trainingssitzungen hinaus nachweisbar blieben.

Zwei neue Studien belegen eindrücklich, dass sich umschriebene kognitive Leistungen bei MS verbessern lassen, wenn man ein hinreichend regelmäßiges und umfangreiches Trainingsprogramm anwendet (Hildebrandt et al. 2007, Vogt et al. 2009). Vergleichbare Erfahrungen aus Untersuchungen zur Therapie von Aufmerksamkeitsstörungen an anderweitig *ZNS*-erkrankten Patienten, typischerweise nach Schädel-Hirn-Trauma, liegen vor.

Gut belegt ist überdies, dass komplexe, gut geplante neuropsychologische Rehabilitationsbehandlungen begleitende Alltagsprobleme, wie Depressivität und Sozialverhalten, relevant bessern können, und dass eine erfolgreiche Behandlung der Grunderkrankung stabilisierte kognitive Leistungen ermöglicht (vgl. zusammenfassend Haupts 2005).

Computergestützte Reaktionsaufgaben, wie auch zahlreiche andere Verfahren und Trainings, sind geeignet – allerdings ist vor **ungezielten** „Hirnleistungstrainings" zu warnen: für den Erfolg einer Therapie ist eine gute Diagnostik wichtig. Ungeeignete Aufgaben vermitteln im besten Falle Langeweile, im schlimmsten Frustration und Versagensgefühle. Es spricht zwar wenig dagegen, sich mit „Hirnjogging" oder Computertrainings (auch aus dem Supermarkt zu beziehen) zu beschäftigen, aber mit einer gezielten Therapie darf man das nicht verwechseln. Denk-„Sport" für Gesunde ist etwas anderes als Therapie für Erkrankte! Also gehören derartige neuropsychologische Therapien in die Hand von Fachleuten!

Nicht zu unterschätzen ist der Wert von Hilfsmitteln und fremder Hilfe: Notizkalender, die Wecker-Funktion des Mobiltelefons, das Memo vom Partner... Interessante Möglichkeiten bieten moderne Interferon-Injektionshilfen, die nicht nur beim Spritzen, sondern auch bei der elektronischen Erinnerung an den Termin helfen können.

Ein paar Anregungen für den Alltag
- **Legen Sie regelmäßig Pausen ein!**
- **Planen Sie genug Zeit ein, um Druck zu vermeiden!**
- **Minimieren Sie Störquellen und Ablenkungen!**
- **Versuchen Sie immer nur eine Sache zu verfolgen!**
- **Planen Sie anstrengende Aufgaben zu einer günstigen Tageszeit ein!**
- **Und: Sorgen Sie für günstige Bedingungen (Licht, Ruhe etc.)!**

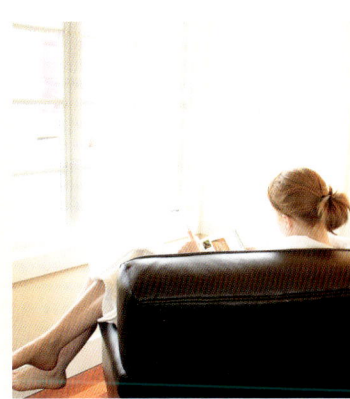

Gedächtnistraining – Gedächtnisstrategien: Mehr als nur „Wiederholen und Üben"

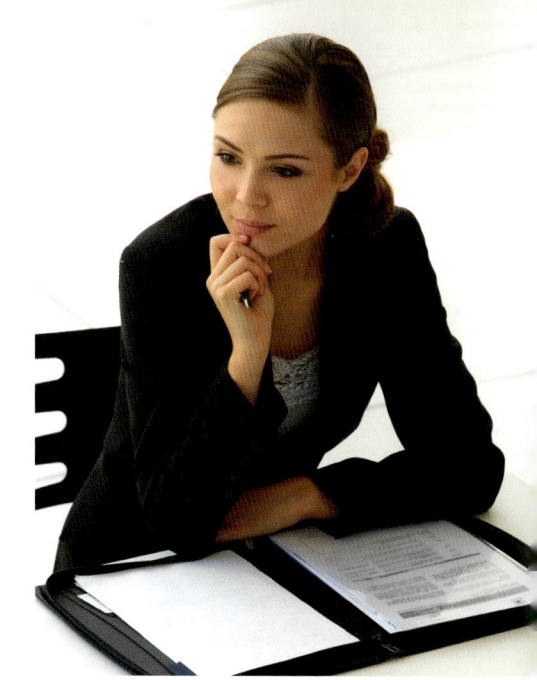

Das Gehirn hat keine Schubladen für Gedächtnisinhalte. Eher ist es aufgebaut wie ein Netz von Telefon-Verbindungen und davon angesteuerten Speicher-Schaltkreisen. Gedächtnisinhalte werden aktiv im Gehirn verarbeitet und abgespeichert – das braucht gute Pflege, etwas Übung, Sauerstoff und Energiezufuhr. Bei **guter Laune und Aufmerksamkeit** geht das besser, bei Frust und Ermüdung schlechter. Eine erste praktische Konsequenz daraus lautet: ermüdende „Pauk"-Sitzungen beim Lernen vermeiden!

Tatsächlich gibt es eine „kognitive Reserve": Menschen, die ihr Leben lang geistig aktiv waren, sind selbst – bei Hirnerkrankungen und im Alter – länger in der Lage, auf funktionierende Gehirnfunktionen zurückzugreifen. Es ist nie zu spät, sich noch eine kleine Reserve mit Interessen und Hobbys anzulegen …

Wie bei allen Aufgaben hilft auch dem Gedächtnis eine übersichtliche Gliederung, eine logische Folge oder ein selbsthergestellter Zusammenhang der Erinnerungen. Dies machen sich z. B. Gedächtnisakrobaten zunutze, die sich Lernaufgaben gerne unbemerkt, verknüpft in Reihen, räumlicher Vorstellung oder Bildern, übersichtlicher und besser merkbar machen. Ordnung ist das halbe Leben …

Auch eine verbesserte Aufmerksamkeit hilft beim Lernen erheblich. Aufmerksamkeit und Reaktionsschnelligkeit kann man trainieren. Dafür gibt es inzwischen auch gute Trainingsprogramme.

Eine der besten Maßnahmen zur Förderung von Aktivität und Reaktion wird leicht vergessen: **körperliche Bewegung!** Das kann sportliche Aktivität sein oder der tägliche Spaziergang. Aber auch wenn krankheitsbedingt kein Jogging-Programm mehr möglich ist, können Aktivitäten wie geeigneter Reha-Sport, die tägliche Morgengymnastik, das Trimmfahrrad, einfach das aus eigener Initiative täglich aufrecht erhaltene „Mach's selbst" die Gehirndurchblutung ganz gut auf Trab halten.

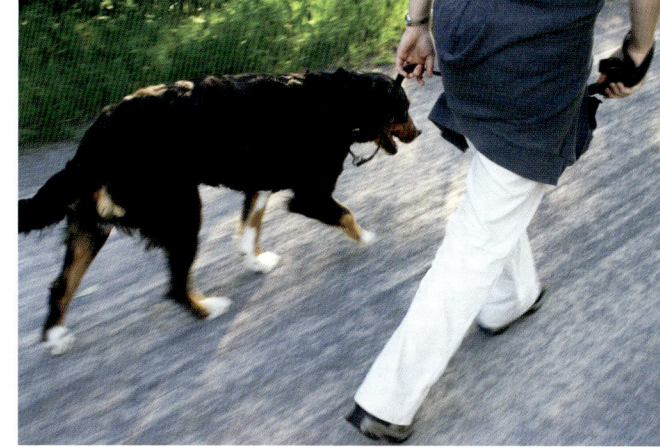

„Gedächtnispillen" sind immer wieder eine verführerische Hoffnung für Menschen mit Gedächtnisstörungen. Tatsächlich kann bereits eine aufmerksamkeitssteigernde Tasse Kaffee manchmal eine Hilfe sein (manchmal stört sie aber auch eher die Konzentration...). So genannte cholinerge Medikamente, die im Körper den Botenstoff *Acetylcholin* vermehren, werden sogar schon von Gesunden als „memory enhancer" diskutiert – mit allem Für und Wider eines Dauergebrauchs von Medikamenten ohne die entsprechende Arzneizulassung. Eine individuelle Trainings- und Hilfsstrategie wird allerdings durch eine Tablette kaum je zu ersetzen sein.

Auch das sollte bei der Betrachtung geistiger Leistungen nicht vergessen werden: stark ermüdende Medikamente, *anticholinerge* (Blasen-)Mittel und auch häufige Kortikoid-Gaben sind möglicherweise hemmend für Aufmerksamkeit und Gedächtnisleistungen. An die entsprechenden unerwünschten Nebenwirkungen sollte also gedacht werden, manchmal ist „weniger" auch „mehr".

Depressive „Denkstörungen" können unter einer Behandlung mit geeigneten, nebenwirkungsarmen modernen Medikamenten erheblich gebessert werden – Stimmung,

Motivation und Reaktionsfähigkeit sind eben wichtige Voraussetzungen für geistige Leistungen, die von einer Depression erheblich verschlechtert werden können. Leicht antriebsverbessernde Medikamente mit geringen Nebenwirkungen (wie Citalopram, Duloxetin, Escilatopram, Fluoxetin, Venlafaxin u. a.) können beim Vorliegen solcher Konstellationen erheblich helfen.

Wenn die zugrunde liegende MS durch immunologische Behandlung erfolgreich „zur Ruhe" gebracht wird, können eigene kognitive Reserven erhalten, wieder ausgebaut und genutzt werden.

Entspannung, körperliche Fitness, Aufmerksamkeit, geordnete Struktur, wohlbedachte Medikamente – das sind gute Elemente für eine Gedächtnistherapie!

Was tun, wenn alle diese inneren Hilfen nicht mehr fruchten? Dann gibt es eine große Zahl möglicher externer Hilfen. Notizbücher und Wecker, Kalender und Handy-Organizer, regelmäßige Gewohnheiten, nette Menschen oder professionelle Dienste, die weiterhelfen – wenn man sich auf solche Erfolgsmodelle einlässt.

Mancher scheut sich ja, aus verständlicher Betroffenheit, Fremde um Hilfe zu fragen. Aber weiß nicht jeder auch, dass viele erfolgreiche Fernseh-Showmaster oder Politiker nur genau deswegen in der Öffentlichkeit so brillant wirken, weil sie vorher ohne Beisein der Kamera fremde Hilfe, professionelle Berater und gute Notizen zu Rate ziehen konnten? Gerade nach schweren Hirnschädigungen hat es keinen Zweck, verzweifelt auf früheren Fähigkeiten zu beharren und die letzte Lebensqualität in ermüdenden Übungen zu opfern: Dann kann es besser sein, die vorhandenen Probleme möglichst realistisch zu bestimmen, es den Prominenten aus dem Fernsehen gleich zu tun und gemeinsam mit Experten Hilfsstrategien zur Kompensation zu entwerfen. Dazu braucht man dann aber wirklich Experten, ausgebildete Neuropsychologen, die sich mit Gehirnfunktionen, Erkrankungsfolgen und Rehabilitationsstrategien auskennen.

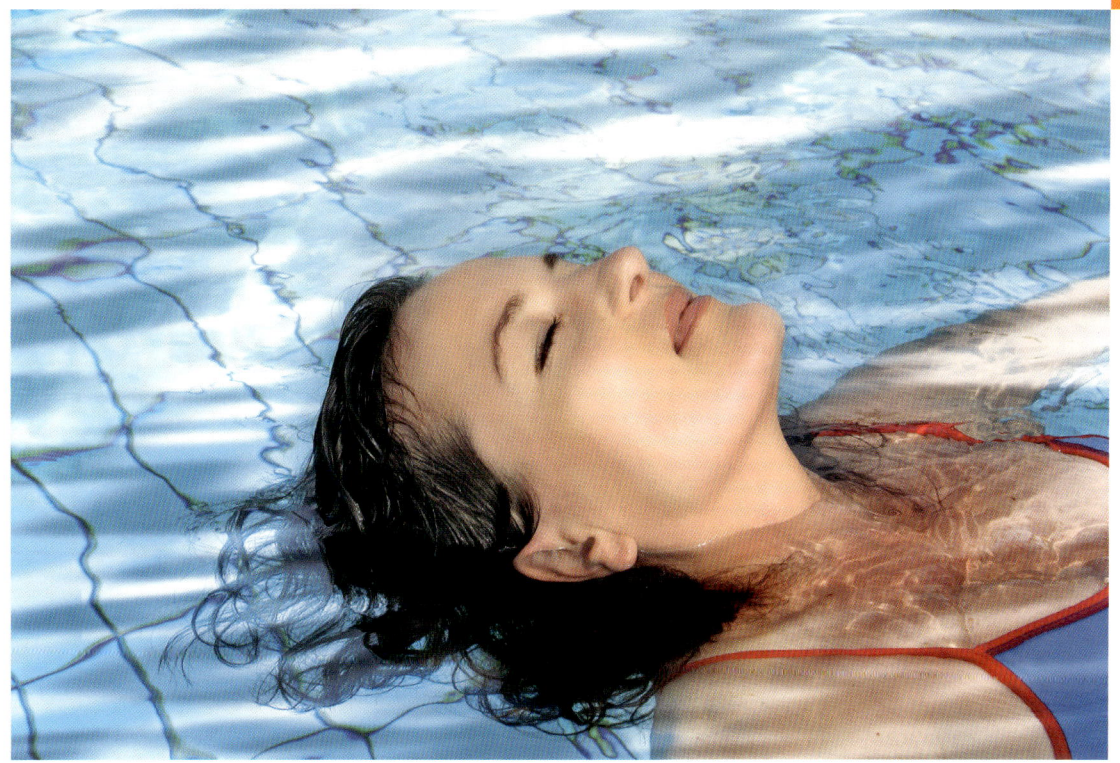

Diagnostik, Entwicklung und Erprobung solcher individueller Strategien benötigen in der Regel mehrere Wochen bis Monate – da gibt es keine Lösungen „von der Stange". Oft kann im Rahmen eines Aufenthaltes in einer guten Rehabilitationsklinik solch ein Programm eingeleitet werden. Große Vorteile bieten ambulante wohnortnahe Therapeuten oder ambulante Rehabilitationszentren, die aber leider nicht überall verfügbar sind. Auch bei der Suche nach einer fachkundigen Therapie ist die Mitgliedschaft in der Fachgesellschaft DMSG (Deutsche MS-Gesellschaft) zu empfehlen.

Medikamentöse Therapie

Die Studienlage hinsichtlich des Effektes moderner immunmodulatorischer Therapien auf die kognitiven Funktionen ist nicht ganz leicht darzustellen. Zusammenfassend kann jedoch gesagt werden, dass für zwei der *schubprophylaktisch eingesetzten Interferone* hinsichtlich einzelner kognitiver Funktionen eine positive Stabilisierung im Vergleich zu den Verschlechterungen unbehandelter MS-Patienten nachgewiesen werden konnte. Moderne Interferonmedikamente sind damit sicher nicht als „Gedächtnispillen" zu bezeichnen. Aber die positive Nachricht lautet: Wer ein modernes, wirksames Medikament bekommt, das das Fortschreiten der Erkrankung hemmt – dazu zählen sicher alle in den modernen Leitlinien empfohlenen Präparate – gewinnt damit auch kognitiv Stabilisierung.

PHYSIOSTIGMIN ist als cholinerges (d. h. Acetylcholin-steigerndes) Medikament zur Verbesserung von Gedächtnisfunktionen bei MS geprüft worden – das Nebenwirkungsspektrum und die fehlende Zulassung machen die Anwendung in der Praxis jedoch fragwürdig. Allerdings stehen inzwischen moderne selektive *Cholinesterase-Inhibitoren* zur Verfügung. So wurde DONEPEZIL, ein Medikament zur Therapie der Demenz vom Alzheimer-Typ, in kleinen Untersuchungen auch MS-Patienten zur Verbesserung der *mnestischen Fähigkeiten* verabreicht (Greene et al. 2000; Krupp et al. 2004).

Ähnlich wie in früheren Untersuchungen mit anderen Medikamenten wie Ginkgo-Extrakten, scheint es möglich, mit solchen Medikamenten die Lernleistung zu verbessern. Eigentlich gut nachvollziehbar, denn schließlich ist der Überträgerstoff Acetylcholin bei der Gedächtnisfunktion der Nervenzellen im Gehirn beteiligt! Der Effekt scheint nicht spezifisch für eine Krankheit zu sein; auch bei Störungen nach Herzkranzgefäß-Bypass-Operationen hat man schon Donepezil angewendet.

Inwieweit diese Beobachtungen zur Therapie für MS-Patienten taugen, muss im Einzelfall geprüft werden. Donepezil ist ebenso wie andere neue *Cholinesterasehemmer* in Deutschland nicht zur MS-Therapie zugelassen *("off-label-use")*. Bei der derzeitigen Datenlage muss der Arzt in Deutschland die Verschreibung mit der Diagnose „Demenz" begründen. Das Medikament sollte nicht ohne fachkundige neuropsychologische und neurologische Untersuchung gegeben werden!

4-AMINOPYRIDIN war in mehreren Untersuchungen nicht wirksam zur Verbesserung der untersuchten kognitiven Funktionen (Smits et al. 1994; Rossini et al. 2001).

Mit einer AMANTADIN-Medikation waren Verbesserungen der *Amplituden kognitiv evozierter Potentiale* (eine Weiterentwicklung von *EEG*-Untersuchungen) möglich, messbare Reaktionszeitverbesserungen bei MS-Patienten in fortgeschrittenen Krankheitsstadien waren aber nicht zu erreichen (Sailer et al. 2000). Eine klinische Relevanz ist somit – ebenso wie aus den Ergebnissen einer anderen Untersuchung (Geisler et al. 1996) – nicht unmittelbar abzuleiten, entsprechende Handelspräparate sind in Deutschland auch nicht zur MS-Therapie zugelassen („off-label-use").

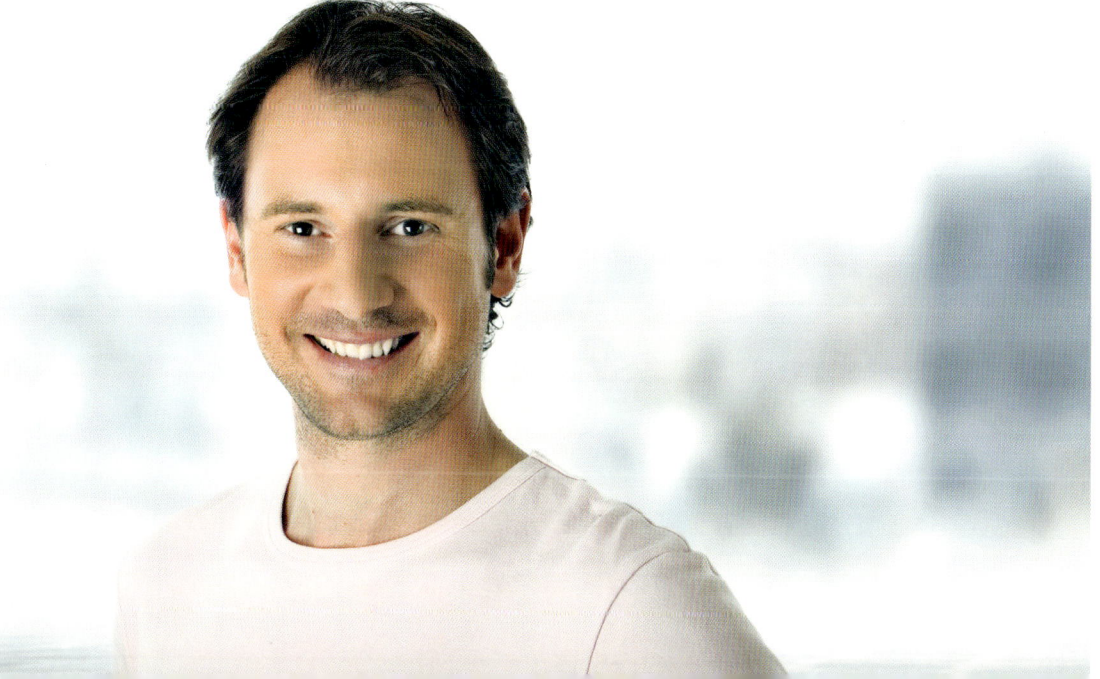

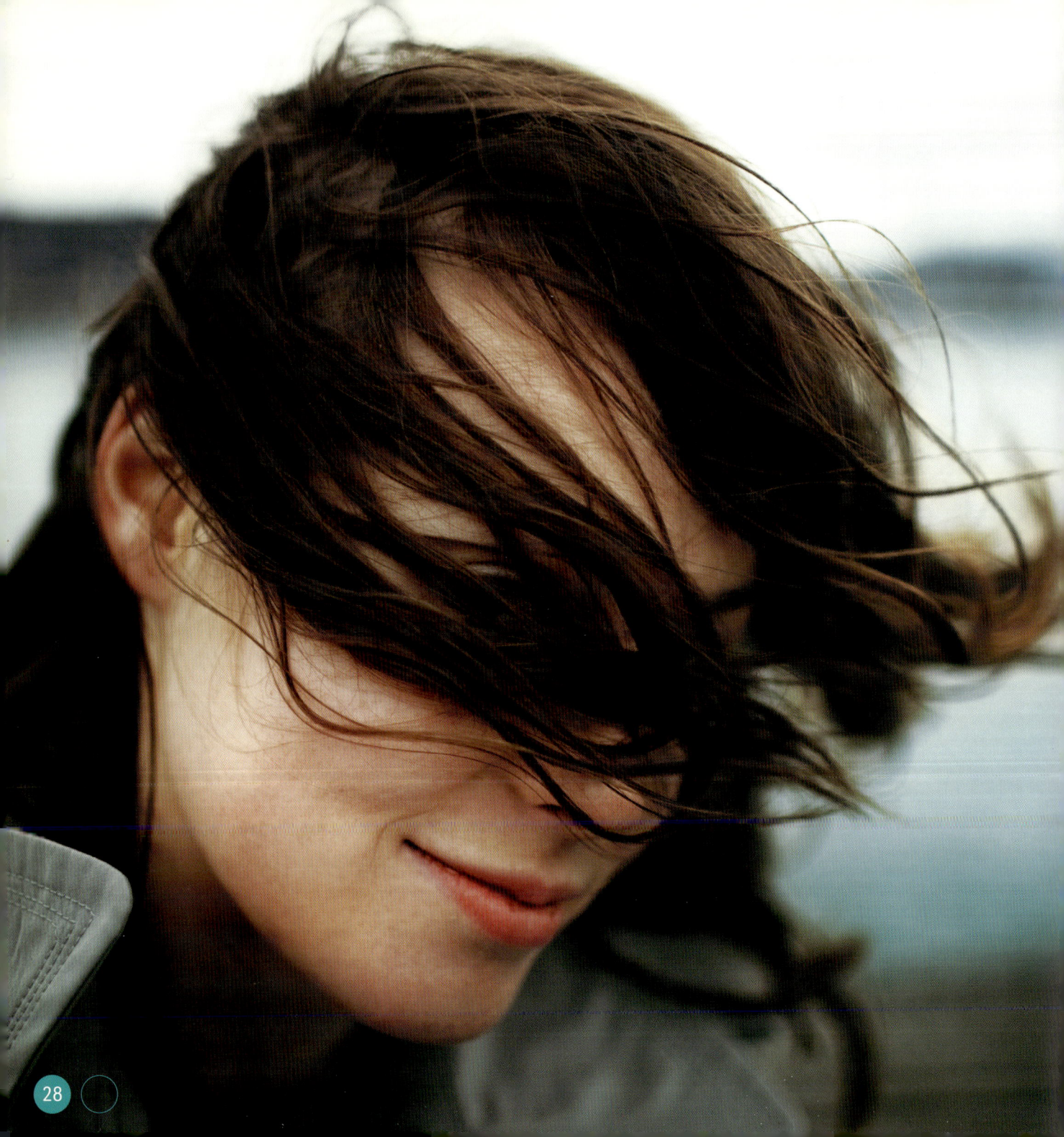

Fatigue

„Es kann doch nicht sein, dass ich nach dem Duschen schon wieder völlig fertig bin! Ständig diese Erschöpfung, diese Müdigkeit – und wenn ich jetzt schon darüber nachdenke, dass der nächste Sommer wieder so heiß werden könnte wie der letzte – nichts ging mehr…"

Abnorme Ermüdbarkeit bei MS, die so genannte „Fatigue", ist ein nur schwer zu verstehendes, unter MS-Kranken jedoch sehr häufiges Symptom. Oft verschärft sich das Problem bei Temperaturerhöhungen – bereits 1890 beschrieb der Augenarzt Uhthoff typische wärmeabhängige Verschlechterungen der Sehschärfe (und umgekehrt Verbesserungen unter Abkühlung) bei entsprechend betroffenen MS-Patienten.

Schätzungen gehen davon aus, dass über drei Viertel der an MS Erkrankten unter derartigen Beschwerden leiden. Die *Fatigue* wird von Betroffenen als deutlich verschieden von normaler Ermüdung beschrieben und wirkt sich auf Berufsfähigkeit und soziales Leben behindernd aus. Etwa die Hälfte aller MS-Patienten beschreibt, durch ein vorschnelles Nachlassen von Muskelkraft, Gehfähigkeit, aber auch Sehschärfe oder Konzentrationsfähigkeit, im Alltag ernsthaft behindert zu sein. Meist nimmt die unnormale Ermüdbarkeit im Tagesverlauf deutlich zu. Sie kann ein Hauptsymptom der Erkrankung darstellen und bereits bei den ersten Manifestationen der MS auftreten.

Viele Theorien …

Zahlreiche Theorien zu den Ursachen dieser abnormen Ermüdung sind bisher erwogen worden. Die Tatsache, dass auch bei einer schweren Erkältung oder Fieber ähnliche Beschwerden auftreten können, lässt die Forscher an Störungen im Bereich entzündungsvermittelnder Substanzen wie z. B. der *Zytokine* denken. Zu den Hirnveränderungen, die man bei MS im herkömmlichen MRT sichtbar machen kann, gibt es trotz zahlreicher Untersuchungen noch keine durchgängig nachweisbaren Zusammenhänge. Eine Beeinträchtigung der Muskelfunktion oder einer Störung in der neuromuskulären Übertragung, ähnlich wie beim Krankheitsbild der Myasthenie (Muskelschwäche), scheinen als Ursache der Fatigue bei MS nicht zuzutreffen. Einige Forscher sehen Gründe der Müdigkeit in der verlangsamten Erregungsleitung infolge der mehrfachen Schädigungen der Leitungsbahnen bei MS. Andere vermuten, dass eine lokale Schädigung im Bereich des aktivierenden Systems im Hirnstamm zu Störungen des Schlaf-Wach-Rhythmus führt, oder aber nächtlicher Harndrang mit Schlafstörungen eine vermehrte Müdigkeit bedingt. Aber: Viele MS-Kranke leiden unter Fatigue und schlafen ganz ungestört…

Neben diesen *organpathologisch* orientierten Untersuchungen gibt es auch solche, die die Rolle von Persönlichkeitsmerkmalen betonen. So könnten gesteigerte Aufmerksamkeit auf Körperfunktionen sowie das Gefühl einer verminderten subjektiven Kontrolle über den Körper mit einer erhöhten (subjektiven) Müdigkeit vergesellschaftet sein. Die Frage, ob nicht Depressionen bei MS unterschwellig zu Antriebsverlust und einem Gefühl von Ermüdung führen könnten, ist immer wieder aufgeworfen worden.

Überlappungen mit depressiver Symptomatik können bestehen, viele Betroffene sind jedoch frei von psychischen Symptomen und typische Antidepressiva wie Fluoxetin sind nicht therapeutisch wirksam gegen Fatigue.

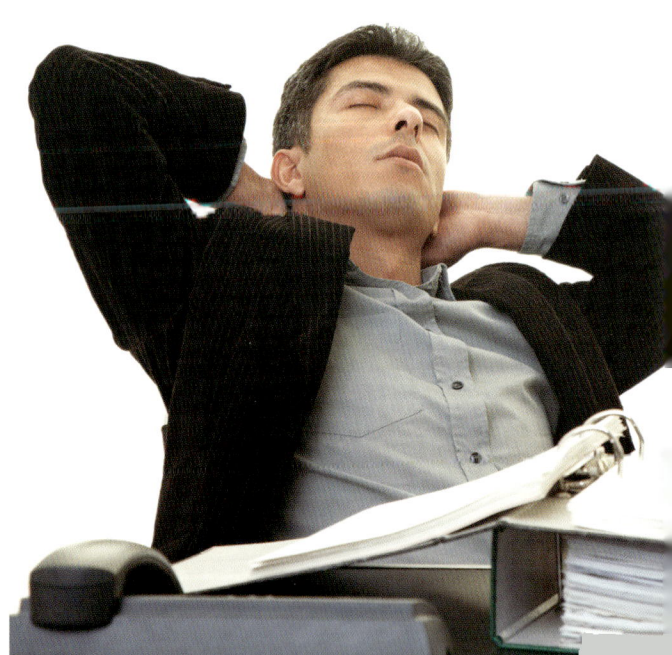

Wie misst man subjektive Ermüdung?

Subjektives Erleben und objektive Messbefunde (beispielsweise Reaktionszeiten oder Fehlerraten bei geistiger Ermüdung, Kraft, Geschwindigkeit oder Erholungszeit bei körperlicher Anforderung) können oft nur unbefriedigend in Beziehung gesetzt werden.

Die Erkennung und Erfassung des Fatigue-Syndroms stützt sich weitgehend auf subjektive Angaben der Betroffenen; es wurde zu diesem Zweck eine Vielzahl von Skalen entwickelt (Flachenecker et al. 2002). Subskalen sollen helfen, physische, kognitive und psychosoziale Aspekte voneinander zu unterscheiden. Auch so genannte visuelle Analogskalen (z. B. Angaben wie auf einem Thermometer zwischen „0" und „100") werden verwendet. „Objektive" Messverfahren existieren nicht. Die Vielzahl dieser Skalen deutet darauf hin, dass bisher kein vollständig befriedigendes Messinstrument vorhanden ist.

Skalen zur Erhebung von „Fatigue" (Auswahl):

- Fatigue Severity Scale (FSS; Krupp et al. 1989)
- Fatigue Rating Scale (Chalder et al. 1993)
- Fatigue Impact Scale (FIS; Fisk et al. 1994)
- Modifizierte Fatigue-Impact-Scale (MFIS; Multiple Sclerosis Council for Clinical Practice Guidelines 1998)
- Deutsch: WEIMuS (Würzburger Ermüdungs-Inventar Multiple Sklerose, Flachenecker 2006)

Hier ein Beispiel aus der FSS:
„Anstrengung führt bei mir zur Erschöpfung"
(7 Antwort-Abstufungen von « Stimmt überhaupt nicht » bis « Stimmt vollständig »)

Ein Beispiel aus der WEIMuS:
„Während der letzten Woche gehörte die Erschöpfung zu den drei mich am meisten behindernden Beschwerden."
(5 Antwort-Abstufungen von « Fast nie » bis « Fast immer »)

Befunde dieser Ermüdungs-Skalen zeigen widersprüchliche Zusammenhänge mit dem allgemeinen körperlichen Behinderungsgrad. Während in einigen Untersuchungen über ein gehäuftes Auftreten von Müdigkeit bei weniger stark betroffenen MS-Patienten berichtet wird (und andere beschreiben, dass bei einem Drittel der Gruppe Abgeschlagenheit und Müdigkeit als erstes Symptom überhaupt auftrat), kam bei wiederum anderen heraus, dass gerade die neurologisch stärker beeinträchtigten MS-Patienten (mit einem hohen *EDSS*-Behinderungsgrad), sowie die MS-Patienten mit primär oder sekundär chronisch-progredientem MS-Verlauf, verstärkt unter Müdigkeit litten.

Nicht einheitlich sind auch die bisherigen Ergebnisse zur Koinzidenz (gleichzeitiges Auftreten) mehrerer Störungen; in der Mehrzahl der Studien wird die Müdigkeit bei der MS als isoliertes, unabhängig von anderen neurologischen, neuropsychologischen oder kernspintomographischen Befunden, auftretendes Syndrom beschrieben.

Eine Behandlungsbedürftigkeit ist anzunehmen, wenn nicht nur selten oder in bestimmten Auslösesituationen alltagsrelevante Behinderungen durch Fatigue auftreten.

Therapie der Fatigue

Da die Ursachen der Fatigue bislang nicht geklärt sind, setzen die Therapien an der Behandlung der Symptome an.

Nichtmedikamentöse Therapie

Verschiedene Formen von körperlichem Training bzw. sogenannte „Aerobics", führten zu deutlich verbessertem subjektiven Befinden der teilnehmenden Patienten und auch nachweisbaren körperlichen Trainingseffekten. **Das beseitigt zwar nicht alle Fatigue, führt aber zu verbesserten körperlichen Reserven.**

Multimodale (also auf mehreren Behandlungsprinzipien beruhende), strukturierte mehrwöchige Rehabilitationsmaßnahmen (einschließlich Krankengymnastik, Sport, Ergo- und Milieutherapie) zeigten sich als erfolgreich hinsichtlich mehrerer MS-bezogener Parameter. Mehrere große Studien belegten auch positive Effekte auf das Zielsymptom „Fatigue". Auch Schulungs-Strategien, wie die Vermittlung von Energie-Effizienz-Strategien oder Hilfsmittelschulungen sind bei der abnormen Ermüdbarkeit der MS als effektiv beschrieben worden. Derartige kombinierte Behandlungsformen sind am besten im Rahmen von ambulanten oder stationären Rehabilitationsmaßnahmen einzusetzen.

Die Kühlung des Körpers oder der Gliedmaßen durch Kühlelemente, Kühlwesten, kühle Bäder oder Klimatisierung können eine wichtige Hilfe sein; der Vorteil liegt in der leichten Verfügbarkeit, auch als Selbsttherapie.

Alle Untersuchungen berichten über eine deutliche Verminderung der Fatigue nach ca. 30–45 Minuten Kühlung mit relativ kurzfristigem Überdauern der Effekte von maximal wenigen Stunden. Offiziell gibt es nur eine mäßige Evidenz für Kühltherapie. Warum? Kontrollierte Vergleichsstudien gegen *Placebo* (Scheinbehandlung) sind nicht durchzuführen: Effektive Kühlung ist für jeden Beteiligten unschwer zu bemerken.

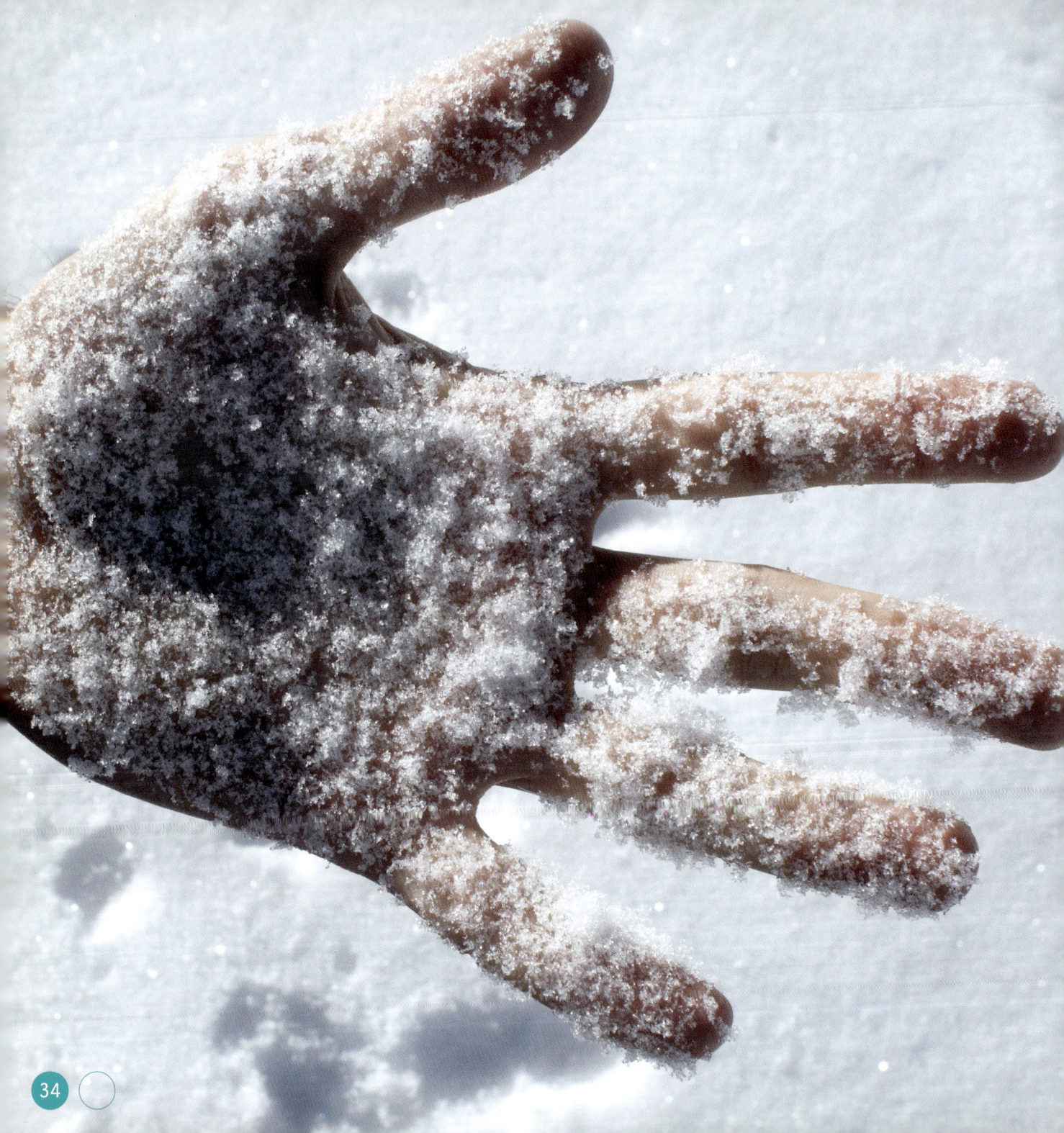

Dennoch dürfte es sich für Menschen mit wärmeabhängigen Fatigue-Problemen um eine der wirksamsten und noch dazu leicht verfügbaren Behandlungen handeln.

Medikamentöse Therapie

Es gibt auch medikamentöse Ansätze. Meist ist der Erfolg nur begrenzt und vor allem auch schwer nachzumessen.

AMANTADIN („PK-Merz®", „Adekin®", „Amantadin ratiopharm®", u. v. a.) ist seit vielen Jahren als Arzneimittel eingeführt, u. a. zur Behandlung von Virusgrippe mit Influenzaviren der Gruppe A, zur Therapie der Unterbeweglichkeit bei Parkinson-Erkrankung und ebenfalls zur Steigerung von Wachheit und Antrieb nach Hirnverletzungen. Letzteren Effekt konnte man bei *doppelblind-kontrollierten* Studien auch bei MS-Ermüdbarkeit finden: AMANTADIN zeigte gegenüber Placebo Verbesserungen der subjektiven Ermüdbarkeit bei insgesamt guter Verträglichkeit. Kritische Stimmen aus dem englischen Gesundheitssystem (*Cochrane-Analyse* 2003) kommentieren: Diese Verbesserungen bestehen nur in begrenztem Umfang und nur über kurze Zeiträume von wenigen Wochen bis Monaten – daher ist AMANTADIN in England bei MS nicht zu Lasten des nationalen Gesundheitssystems zu verschreiben. In Deutschland ist das Medikament leicht verfügbar. Es ist nebenwirkungsarm und findet sich in den Empfehlungen der *MSTKG*, obwohl es offiziell noch nicht für die MS-Therapie ausgewiesen ist.

Die Substanzklasse der AMINOPYRIDINE wurde in kleinen *Doppelblindprüfungen* angewendet; 4-AMINOPYRIDIN wurde als wirksamer gegenüber 3,4-DIAMINOPYRIDIN (Polman et al. 1994) bei der Verbesserung temperaturabhängiger Störungen bei MS beschrieben. Die therapeutische Breite ist gering. Unter dem Namen Ampyra® (früher Fampridine®) wird eine verzögert einsetzende, langwirkende Arzneiform in den USA vermarktet. Dieses Medikament wirkt auf die Fortleitung von Nervenimpulsen und hat sich, z. B. bei Muskelschwäche im Rahmen des *Lambert-Eaton-Syndroms*, als wirksam erwiesen.

Die Behandlung ist offenbar insbesondere bei wärmeabhängigen motorischen Funktionsstörungen (also z. B. Lähmungen) wirksam: In der jüngsten Studie konnten 25 % der Behandelten über 7,5 m schneller gehen (Goodman et al. 2009). Die Arznei ist in Deutschland zu Jahresbeginn 2010 noch nicht zugelassen.

Auch andere verwandte Wirkstoffe, die ebenfalls die Impuls-Fortleitung über Beeinflussung der Ionenkanäle verbessern, wurden geprüft. METHOXYPSORALEN (Importmedikament „Psoraderm®", früher häufig in der Hautbehandlung verwendet) hat das Risiko von Hautsensibilisierung unter UV-Einstrahlung mit Sonnenbrandneigung und Augenschäden; bei 3,4-DIAMINOPYRIDIN, das vom Apotheker zubereitet werden muss, gibt es oft erhebliche Verträglichkeitsprobleme. Diese Präparate sind in Deutschland nicht marktgängig und noch nicht für MS zugelassen.

PEMOLIN, ein zentral stimulierendes Mittel, wurde in einer Studie mit einer Dosis von 75 mg als wirksam gegen „Fatigue", jedoch weniger effektiv als AMANTADIN, beurteilt. Niedrigere Dosen (18,5 mg) sind in der Wirkung nicht sicher von Placebo verschieden, höhere Dosen von 75 mg gehen in 25 % der Behandlungen mit beeinträchtigenden Nebenwirkungen einher. PEMOLIN wurde vor einigen Jahren in Deutschland aus dem Handel genommen.

Zwischenzeitlich gab es Überlegungen, Fatigue bei MS mit einem Medikament gegen Tagesschläfrigkeit (sog. Narkolepsie) zu behandeln. MODAFINIL (Vigil®, USA: Provigil®) ist ein stimulierendes Medikament. Einige Berichte, ohne Vergleich gegen Scheinmedikament (Placebo), legten eine Wirksamkeit nahe. Nach einer größeren französischen *Doppelblindstudie* gibt es dafür keine Evidenz: Es wirkte unter kontrollierten Bedingungen nicht besser als Scheinmedikamente.

CARNITIN ist ein für die Mitochondrien (Energielieferanten der Zellen) wichtiger Stoff. Aber ist das für die Fatigue bei MS relevant? 2004 fanden Italiener bei 30 MS-Patienten im *Doppelblindversuch* ACETYL-L-CARNITIN ALCAR effektiver als AMANTADIN auf der Fatigue

Severity Scale (FSS). In einer anderen Studie (Lebrun et al. 2007) konnte Fatigue bei MS-Behandlung mit Cyclophosphamid oder Interferon-beta unter Carnitin reduziert werden. Ob allerdings Mitochondrien und Carnitin bei MS-Fatigue überhaupt relevant sind, ist nach einer japanischen Studie von 1996 (Fukazawa et al. 1996) gar nicht klar. Es bleiben Fragen offen...

Medikamente, die zur Therapie der Fatigue eingesetzt werden:

Medikamente	Dosierung	Wichtigste Nebenwirkung (weitere Details siehe Fachinformationen)
Amantadin	100–200 mg/Tag	Unruhe, Augendruckerhöhung
Aminopyridine	10–32 mg/Tag	Epileptische Anfälle, Übelkeit
Modafinil	200–400 mg/Tag	Kopfschmerz, Schwindel, Unruhe
L-Carnitin	2 x 1g/Tag	(kein Fertigmedikament)

Eine eindeutig wirksame, gut anwendbare Medikamententherapie der Fatigue bei MS ist nach heutigem Stand nicht zur Hand.

Immunmodulierende MS-Medikamente, wie Beta-Interferone oder Glatirameracetat, helfen möglicherweise auch gegen Fatigue (Weinstein et al. 1999). Untersuchungsergebnisse weisen auf eine günstige Beeinflussung von Müdigkeit hin. Bei mit Beta-Interferon-1a intra-muskulär behandelten Patienten sank die Zahl der über Ermattung klagenden Patienten von 15 % zu Beginn der Behandlung auf 3 % nach zwei Jahren. Eine erfolgreiche MS-Behandlung mit immunmodulierenden Medikamenten stellt auf diese Weise dem Körper Reserven zur Verfügung, auch ohne dass diese Medikamente einen direkten Einfluss auf Nervenleitung und Fatigue haben.

Die deutschsprachigen Leitlinien der Multiple Sklerose Therapie Konsensus Gruppe (MSTKG) raten zu folgendem Vorgehen:

- Ausschluss anderweitig behandelbarer Ursachen (Depression, *Hypothyreose* etc.)
- Externe Kühlungsmaßnahmen wie kalte Duschen, Armbäder, Kühlpackungen oder Klimatisierung von Räumen
- Ergänzend medikamentöse Versuche mit AMANTADIN (nebenwirkungsarm), ggf. 4-AMINOPYRIDIN oder anderen, allerdings sämtlich bisher nicht zur MS-Therapie zugelassenen, Substanzen
- Komplexe Rehabilitationsmaßnahmen einschließlich Energie-Effizienztraining (vgl. Haupts 2005).

Für Psychotherapie, Akupunktur, Magnetfelder oder alternative Verfahren ließen sich bisher keine wissenschaftlich fundierten Belege für eine Wirkung auf Fatigue bei MS finden.

Kühlwesten für MS-Patienten

Spektakulär war die Zusammenarbeit der US-Raumfahrtbehörde NASA mit der Amerikanischen MS-Society: Man stellte Kühlwesten, wie sie Astronauten im All tragen, für MS-Patienten mit Fatigue zur Verfügung. Das gab Schlagzeilen in der Presse! Bald darauf fanden sich im Internet erste Angebote von Kühlwesten für MS-Patienten. Allerdings: Nicht alles, was da für Geld angeboten wird, ist auch seriös.

Grundsätzlich gibt es „aktive" Kühlsysteme, in denen ähnlich wie im Kühlschrank Kühlflüssigkeit durch einen Wärmetauscher geleitet wird. Die Kühlleistung kann dadurch ohne Nachlassen der Wirkung über lange Zeiträume reguliert und aufrecht erhalten werden. Allerdings sind Schläuche und eine angeschlossene Kältemaschine schlecht transportierbar; der Einsatzschwerpunkt liegt in Innenräumen.

Daher gibt es auch „passive" Systeme, in denen entweder eingeschlossene Kühlflüssigkeit ähnlich einem Camping-Kühlakku vorgekühlt wird und dann beim Tragen über eine begrenzte Zeit für Abkühlung sorgt, oder Westen, deren Kühleffekt auf Verdunstung beruht. Solche mit Wasser getränkten Hilfsmittel setzen beispielsweise auch Feuerwehrleute im Einsatz bei großer Hitze ein. Andere Hersteller lassen mit Hilfe von Ventilatoren Luft zur Kühlung durch Westen zirkulieren.

Nicht zuletzt gibt es neben Westen auch zahlreiche Formen von Kühlkleidung oder Kühlmanschetten (z. B. für die Arme oder die Stirn).

Auch Improvisiertes funktioniert: Kühlakkus rechts und links in die Taschen der Kleidung oder einer dünnen Weste, z. B. aus dem Trekkingshop, gesteckt – fertig ist die Kühlweste in Selbsthilfe.

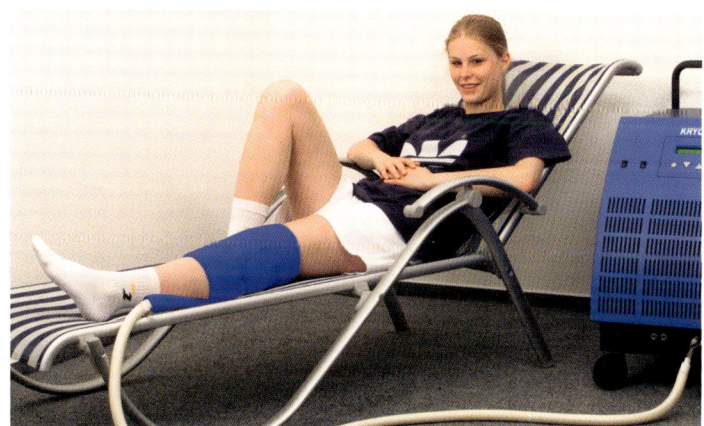
Professionelles aktives Kühlsystem (KRYOLIND)

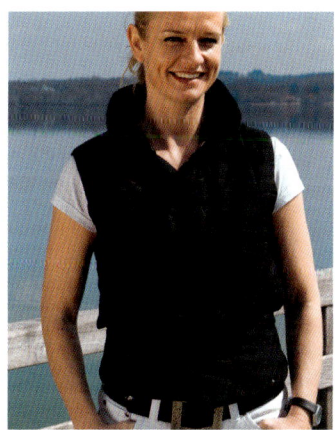
Hightech Kühlweste (Cooline®)

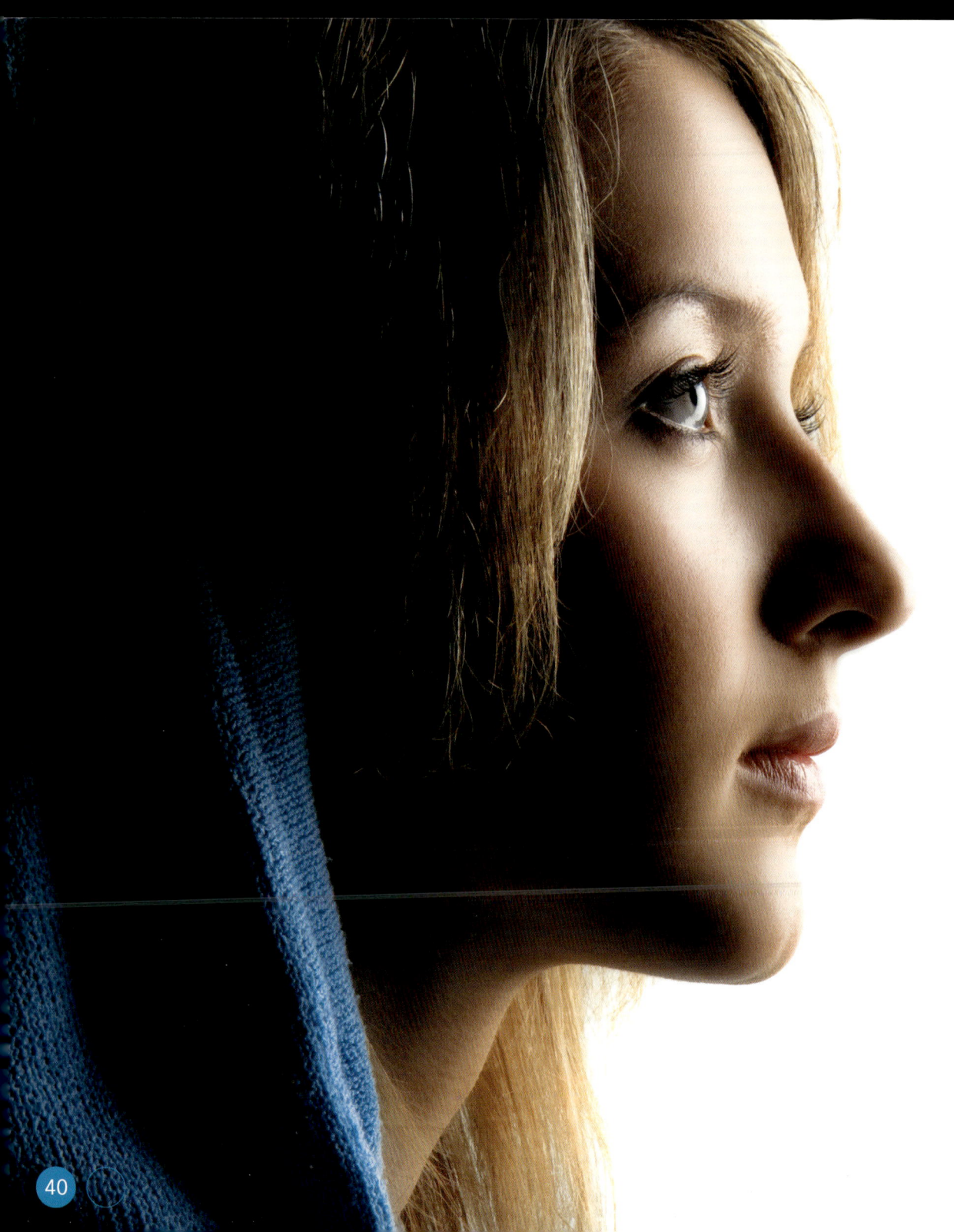

Depressionen

„Lustlos, nichts macht mir mehr Freude. Morgens im Bett graut es mir schon vor dem, was kommen wird. Eigentlich sind es Kleinigkeiten, aber ich habe ständig Angst, alles nicht zu schaffen. Und für meinen Mann, bin ich doch eine Belastung – Sex gibt es bei uns gar nicht mehr – keine Lust... Wie lange macht ein gesunder Mann das wohl mit?"

Die Zeit nach der ersten Diagnosestellung kann eine Zeit des Haderns und Grübelns sein; traurige Verstimmungen und Verzweiflung quälen. Aber auch im weiteren Krankheitsverlauf können sich depressive Störungen einschleichen, die unabhängig von der MS-Erkrankung die Lebensqualität belasten. Fachkundige Behandlung, wie z. B. eine Psychotherapie oder auch die Verordnung antidepressiv wirkender Medikamente, sollten ohne Zögern angewendet werden. Weder eine MS noch eine Depression sollten unbehandelt bleiben.

„Störungen des Gefühlslebens" sind bei MS nicht selten. Stimmungsschwankungen und Anpassungsstörungen, die typischerweise in der Bewältigung der Erstdiagnose oder situativer Probleme bei MS häufig auftreten können oder aber ausgeprägte Erkrankungen im Sinne einer "major depressive disorder", sind voneinander abzugrenzen. **Bipolare (manisch-depressive) Störungen** treten bei MS-Patienten etwa doppelt so häufig wie bei der Allgemeinbevölkerung auf.

Problematisch ist es, eine Depression bei MS lediglich aufgrund von Punktescores in Fragebögen (z. B. Beck-Inventar, Hamilton-Depressionsskala) zu bestimmen, die nicht für MS-Patienten konstruiert wurden. Leicht können erkrankungsbedingte Sensibilitäts- oder Sexualstörungen in Skalen, die für körperlich Gesunde entwickelt wurden, als Belege für Depressionen missinterpretiert werden.

Mögliche Symptome einer Depression

- Gedrückte Stimmung
- Interesselosigkeit, Freudlosigkeit
- Schwunglosigkeit, Müdigkeit und / oder innere Unruhe
- Fehlendes Selbstvertrauen / Selbstwertgefühl
- Geminderte Konzentrationsfähigkeit, Grübelneigung, Entscheidungsunsicherheit
- Reizbarkeit
- Schuldgefühle, Selbstkritik
- Hoffnungslosigkeit
- Schlafstörungen
- Appetitmangel
- Todesgedanken

Die beschriebenen Raten an depressiven Störungen bei MS variieren mit der angewandten Methodik; unter deutschen MS-Betroffenen fanden sich in den 90er Jahren 24 % „Major Depression" und „Dysthymie". Aus den USA werden noch höhere Raten mitgeteilt, denen zufolge jeder zweite MS-Patient in seinem Leben eine schwerwiegende Depression erlebt. Für hospitalisierte MS-Patienten fand sich eine gegenüber anderen Krankenhauspatienten 2-fach erhöhte Depressionsrate und ein verdreifachtes Suizidrisiko. Die Problematik von depressiven Reaktionen und Suiziden besteht auch in der Bewältigungsphase früher Krankheitsstadien. Hierin dürfte sich auch die Erklärung für die allgemein geringen statistischen Korrelationen von Depression und körperlicher Behinderung bei MS widerspiegeln.

Die Belastung für MS-Betroffene durch Depressionen kann erhebliche Berufs- und Partnerkonflikte nach sich ziehen.

Ein paar wichtige Begrifflichkeiten…

Anpassungsstörung mit depressiver Verstimmung
Die Anpassungsstörung kann als Antwort auf eine Lebensveränderung oder ein belastendes Lebensereignis verstanden werden.

Major Depression / Depressive Episode
Hierunter wird die „klassische" Depression verstanden. Im Vordergrund stehen eine mindestens zweiwöchige schwermütige Stimmung und/oder der Verlust von Interesse und Freude. Außerdem müssen noch weitere Symptome (siehe S. 42) vorhanden sein. Manche Menschen erleben nur eine Episode einer Depression, andere mehrere. Solche Episoden können – insbesondere wenn sie unbehandelt bleiben – Wochen dauern.

Bipolare *affektive Störung*
Manche Menschen erleben, neben den depressiven, auch manische Episoden. Diese sind z. B. durch gehobene Stimmung, fehlendes Schlafbedürfnis, Selbstüberschätzung und Antriebssteigerung gekennzeichnet.

Dysthymie
Hierbei handelt es sich um eine meist leichtere, aber dafür chronisch verlaufende Form der Depression.

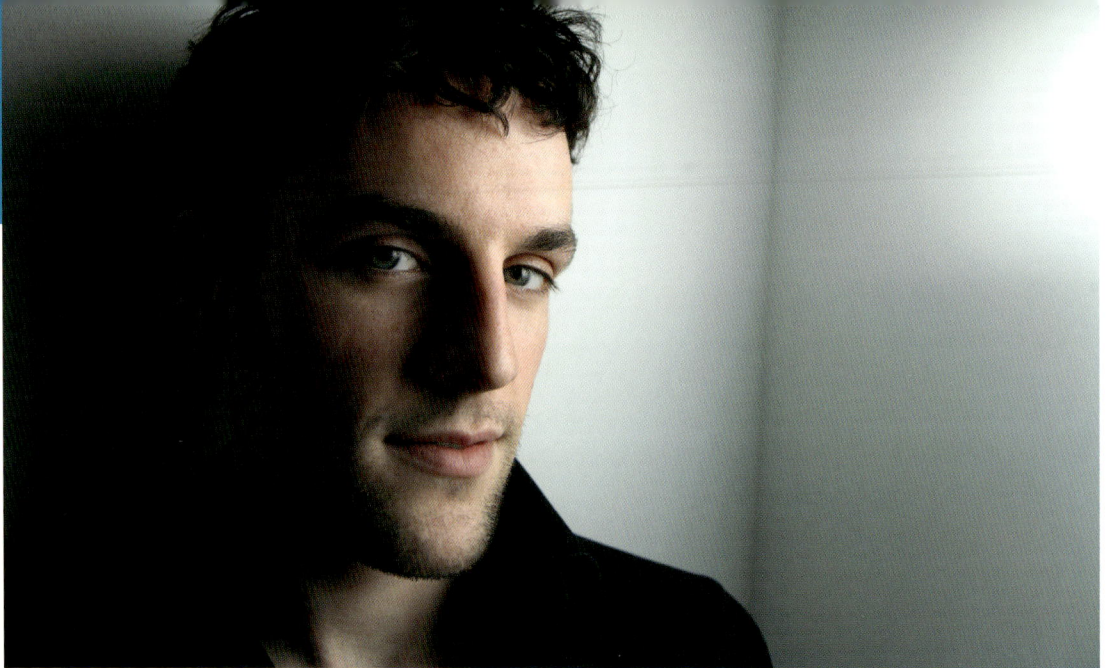

Die Depression meines Mannes macht mich fertig. Manchmal verliere ich völlig die Kontrolle, würde ihn am liebsten schütteln. Ich weiß ja, dass er krank ist, aber es ist so schwer nachzuvollziehen, warum er so mutlos und ohne Antrieb ist. Und selbst wenn ich nicht wütend bin, ist es schwierig: Wie soll ich mich verhalten? Motivieren, Anregungen geben oder lieber Verständnis haben, trösten?

Die Ursachen von Depressionen bei MS sind offensichtlich multifaktoriell, wobei sowohl biologische wie psychosoziale Faktoren für bedeutsam erachtet werden. Zusätzlich sollten für die klinische Praxis auch potentielle Nebenwirkungen medikamentöser MS-Therapien beachtet werden (Kortikoid-Wirkungen, evtl. Interferontherapien, antriebsmindernde Pharmaka wie Antispastika oder schmerztherapeutisch wirksame Antiepileptika). Die anfängliche Befürchtung, dass die bei MS angewandten Beta-Interferone in größerem Umfang Depressionen auslösen könnten, wurden in kontrollierten Studien sowohl mit Beta-Interferon-1b- wie Beta-Interferon-1a-Präparaten nicht bestätigt (Feinstein et al. 2002).

Therapie der Depression

Für depressive Störungen im Rahmen von MS-Erkrankungen gelten die anerkannten Empfehlungen antidepressiver Therapie, d. h. Medikation und Psychotherapie, im gleichen Umfang wie bei primär Nicht-MS-Erkrankten (vgl. zusammenfassend Haupts 2005).

Zur Therapie stehen zahlreiche psychotherapeutische und medikamentöse Verfahren zur Verfügung. Auf die bereits etablierten deutschsprachigen Leitlinien der DGPPN (Deutsche Gesellschaft für Psychiatrie, Psychotherapie und Nervenheilkunde; www.dgppn.de) sei in diesem Zusammenhang verwiesen.

Nichtmedikamentöse Therapie

Unter den nichtmedikamentösen Verfahren mit niedriger therapeutischer Schwelle und leichter Zugänglichkeit für Betroffene sind im Falle der Multiplen Sklerose besonders in den Frühphasen der Diagnosestellung und Diagnosebewältigung Gesprächsangebote und Bewältigungshilfen, auch durch Angehörige und Mitbetroffene, zu erwähnen („Counseling", „Coping"-Hilfe, „Peer-Support"; vgl. Studie von Schwartz 1999). Regional verschieden tragen hierzu auch die MS-Selbsthilfegruppen bei (z. B. das Programm „Betroffene beraten Betroffene" des DMSG-Landesverbandes Nordrhein-Westfalen). Vor der Empfehlung entsprechender semiprofessioneller Hilfe sollte jedoch darauf geachtet werden, dass die selbst MS-betroffenen Berater qualitativ hochwertige Schulungen und Supervision erhalten. Manche Selbsthilfeorganisationen beschäftigen auch professionelle Helfer (Diplom-Psychologen, Diplom-Sozialpädagogen etc.), die für Beratungen zur Verfügung stehen.

Psychotherapie (z. B. kognitive Verhaltenstherapie) kann erfolgreich gegen Depressionen bei MS eingesetzt werden. Solch eine Psychotherapie wird durch zugelassene psychologische oder ärztliche Psychotherapeuten durchgeführt. Mehrere Studien mit hoher Evidenz aus dem englischsprachigen Raum belegen die Wirksamkeit psychotherapeutischer Techniken bei MS (Crawford, McIvor 1985; Mohr et al. 2000; Mohr et al. 2001; Rodgers et al. 1996). Somit besteht eine klare Option für den Einsatz von Psychotherapie bei Depressionen MS-Kranker. Eine eindeutige Präferenz für unterschiedliche Psychotherapietechniken lässt sich angesichts der begrenzten Literaturdaten nicht formulieren.

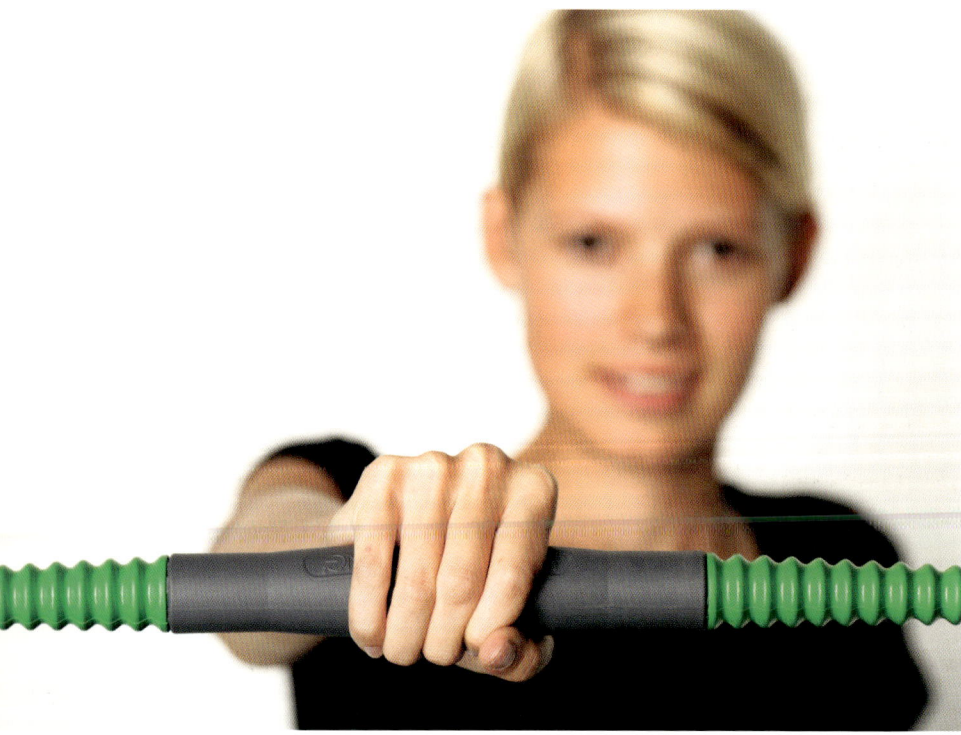

Begleitend sollte bei aller Sorge um die Seele die körperliche Fitness nicht vergessen werden. Training und angemessene Bewegung erhöhen nicht nur körperliche Reserven, sondern unterstützen auch das psychische Wohlbefinden.

Medikamentöse Therapie

Antidepressive Medikation, und zwar sowohl mit klassischen Antidepressiva vom trizyklischen Typ wie auch modernen selektiven Serotonin-Wiederaufnahmehemmern (SSRI), ist nach Expertenmeinung (Krupp, Rizvi 2002), aber auch nach den Ergebnissen einer
Cochrane-Datenbankanalyse bei „organischen" Krankheiten (also auch anderen Erkrankungen als MS), mit gutem Therapieerfolg und begrenzter Therapieabbruchrate einsetzbar (Gil, Hatcher 2000). Eine *randomisiert-kontrollierte* Studie zum Einsatz von DESIPRAMIN bei MS kombiniert mit Psychotherapie (Schiffer, Wineman 1990), eine Vergleichsstudie mit SERTRALIN und Psychotherapie (Mohr et al. 2001) sowie offene Anwendungsbeobachtungen mit SERTRALIN (Scott et al. 1995) und mit dem *MAO-A-Hemmer* MOCLOBEMID (Barak et al. 1999) unterstützen diese Empfehlung. Im Einzelfall ist das Nebenwirkungsspektrum entscheidend; eine eindeutige Präferenz für einzelne Medikamente oder Substanzen ist derzeit nicht belegbar (vgl. auch DGPPN-Leitlinien).

Beispiele antidepressiver Medikamente

- Selektive Serotonin-Wiederaufnahmehemmer, z. B. CITALOPRAM (Cipramil®), PAROXETIN (Seroxat®) otc.,
- trizyklische Antidepressiva, z. B. AMITRYPTILIN etc. (Saroten®),
- andere/neue Substanzen, z. B. VENLAFAXIN (Trevilor®), DULOXETIN (Cymbalta®), MIRTAZAPIN (Remergil®)

Wichtig: Die Verschreibung sollte durch einen fachkundigen Arzt erfolgen.

Warum überhaupt Medikamente – wo doch Depression eine rein „psychische" Krankheit zu sein scheint? Letzteres ist im Spiegel moderner Forschung so nicht richtig: Appetitverlust, Schlafstörungen, Missempfinden – vielleicht doch Zeichen organischen Krankseins?

Depression – Neurobiologie oder schlechte Laune?

Nur schlechte Laune, Missmut, unverzeihlicher Antriebsmangel? – Oder doch schon Leiden des ganzen Körpers, mit Schlafmangel, Appetitstörung, Missempfindungen? Eine psychische Schwäche von Menschen, die sich gehen lassen und nicht genug zusammenreißen, schwachen Charakteren – oder eine richtige Krankheit?

Das Syndrom der **„Losigkeit"** hat viele Gesichter: antriebs-los, freud-los, gefühl-los, schlaf-los, hoffnungs-los. Letztlich ist die Selbsttötung, die viel zu viele Menschen in ihrer Verzweiflung suchen, tödlicher Ausgang einer sehr wohl behandelbaren Krankheit!

Spätestens seit Ende des letzten Jahrtausends ist die Rolle von Serotonin und Adrenalin bei Depressionserkrankungen nicht mehr wegzudiskutieren. Serotonin, ein Botenstoff des Körpers, hat seine Wirkungen an Darm, Nerven und auf den Schlaf. Ein Mangel kann alle typischen Symptome der Depression verursachen. Und Medikamente, die das körpereigene Serotonin erhöhen (z. B. SSRI), können erstaunlicherweise so verschiedene Aspekte wie Schlaf, Schmerzen, Befinden und Stimmung, aber auch einen Reizdarm oder Appetit beeinflussen.

Eine Depressionsbehandlung braucht Geduld – die Balance der Botenstoffe kommt nicht binnen Tagen wieder ins Lot.

Wenig hilft das einsame Grübeln über Ursachen: Lebensereignisse, Familiengeschichte, Menschentyp – alles kann zur Depression beitragen. Aber dieses Wissen hilft wenig zur Behandlung. Dafür gibt es erprobte psychotherapeutische Verfahren, erprobte Medikamente und fachkundige Therapeuten.

Wichtig: Angehörige und Mitmenschen können in drückenden Krankheitsphasen eine wichtige Stütze sein – aber dazu müssen sie wenigstens in groben Zügen wissen, was überhaupt los ist. Information hilft allen Seiten (auch den Angehörigen!).

Anregungen für Angehörige

Versuchen Sie, die Depression als Erkrankung zu akzeptieren!
Sprechen Sie auch mit dem Arzt!
Versuchen Sie geduldig zu bleiben!
Versuchen Sie gute Ratschläge möglichst zu vermeiden!

Aber: Denken Sie auch an sich und versuchen Sie sich Ausgleich zu verschaffen!

Und: Auch für Sie gibt es Selbsthilfegruppen und Foren im Internet (s. S. 62)! Nutzen Sie diese Möglichkeiten!

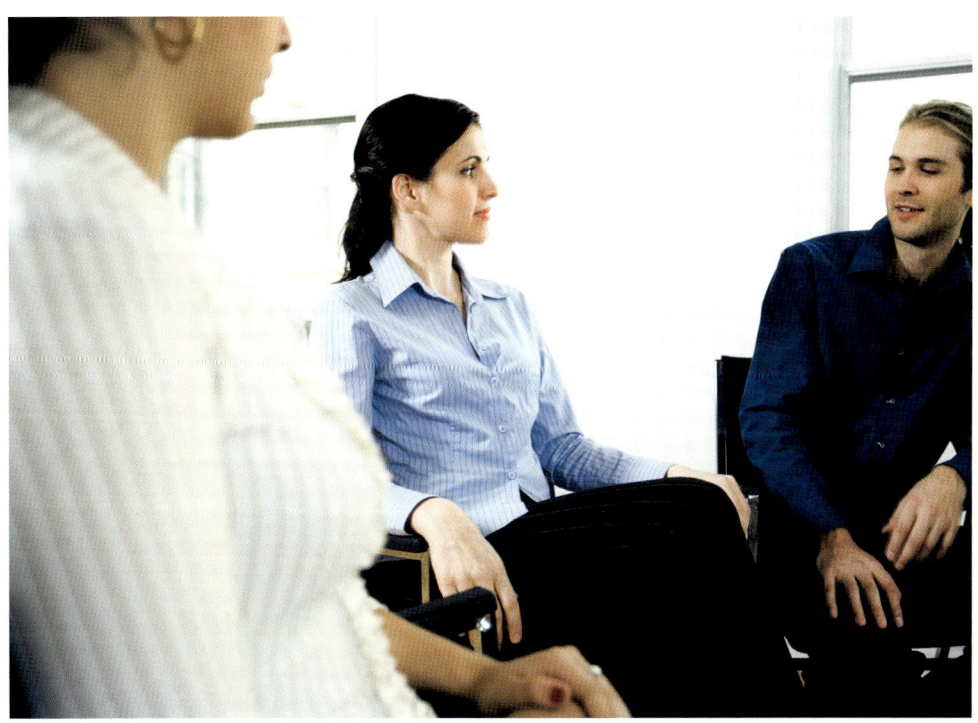

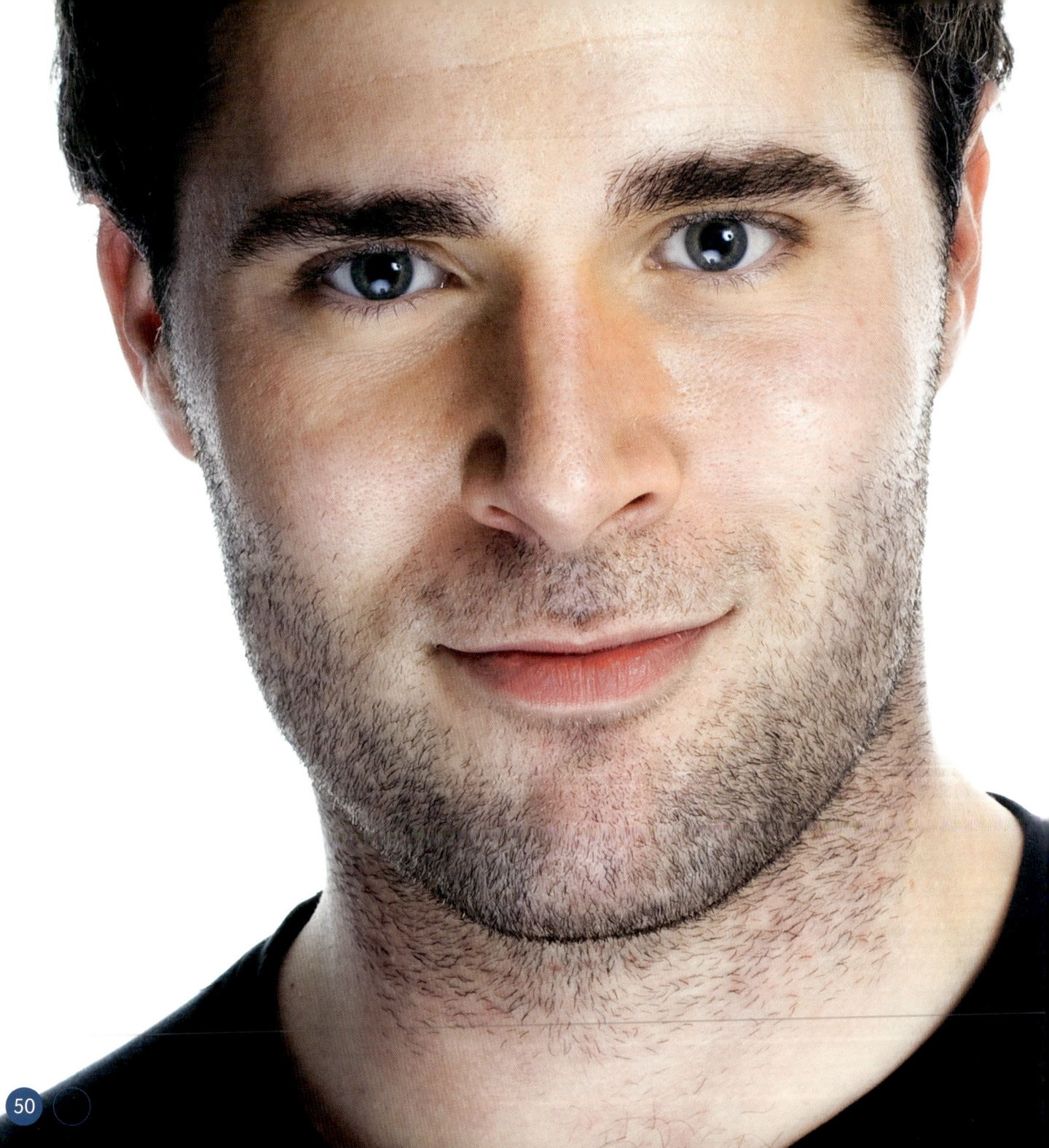

Andere psychische Störungen

Neuropsychologische Störungen nach Art isolierter Aphasien (Sprach- und Wortfindungsstörungen), Agnosien (Erkennensstörungen) oder Ähnlichem werden in sporadischen Fallberichten der Literatur referiert. Sie sind insgesamt angesichts der Häufigkeit der Erkrankung sehr selten – vermutlich, weil hinreichend große, aber zugleich streng lokal beschränkte Hirnläsionen nicht zum typischen Hirnbefall der MS zählen. Dennoch sollte vor allem in der Gruppe jüngerer Erwachsener bei Erstmanifestation entsprechender Symptome an die Möglichkeit einer Multiplen Sklerose gedacht werden. Paranoide Psychosen, manische oder *katatone* Zustandsbilder, auch weitere Arten typischerweise *„endogen"* auftretender psychiatrischer Krankheitsformen, werden im Zusammenhang mit MS vergleichsweise selten, aber doch mit einer gewissen Häufigkeit berichtet. Es gibt einzelne Fälle, in denen neurologische Symptome entweder erst nach der psychiatrischen Manifestation oder überhaupt nur sehr diskret auftraten. Eine kanadische Untersuchung beschreibt eine Häufigkeit psychotischer Erkrankungen von 2–3 % unter MS-Kranken. Das ist nicht sehr viel, sollte aber im Einzelfall bei unerklärlichen Störungen bedacht werden.

Psychische Störungen als unerwünschte Therapieeffekte

Wie bereits in unseren Ausführungen zu Depressionen beschrieben, können psychische Störungen auch durch Medikamente verursacht werden. Psychiatrische Störungsbilder aller genannten Arten können in Folge MS-bedingter Therapien, z. B. mit hochdosierten Kortikoiden, Interferonen, Anticholinergika, Antispastika und anderen ZNS-wirksamen Substanzen, auftreten. Gelegentlich kommt es dabei zu akuten delirartigen Bildern. Wahrscheinlich erleben deutlich mehr als 10 % aller Patienten, die hochdosierte intravenöse Kortikoid-Pulstherapien erhalten, ein Spektrum abnormer Antriebssteigerungen bis hin zu manischen Zustandsbildern einerseits oder depressiven Phasen andererseits. Da diese Störungen durch die Behandlung begründet („iatrogen") und rückbildungsfähig sind, bedürfen sie besonderer Aufmerksamkeit hinsichtlich der verwendeten Medikation. Der Einfluss auf die empfundene Lebensqualität, die Therapietreue und die Arzt-Patient-Beziehung ist nicht zu unterschätzen.

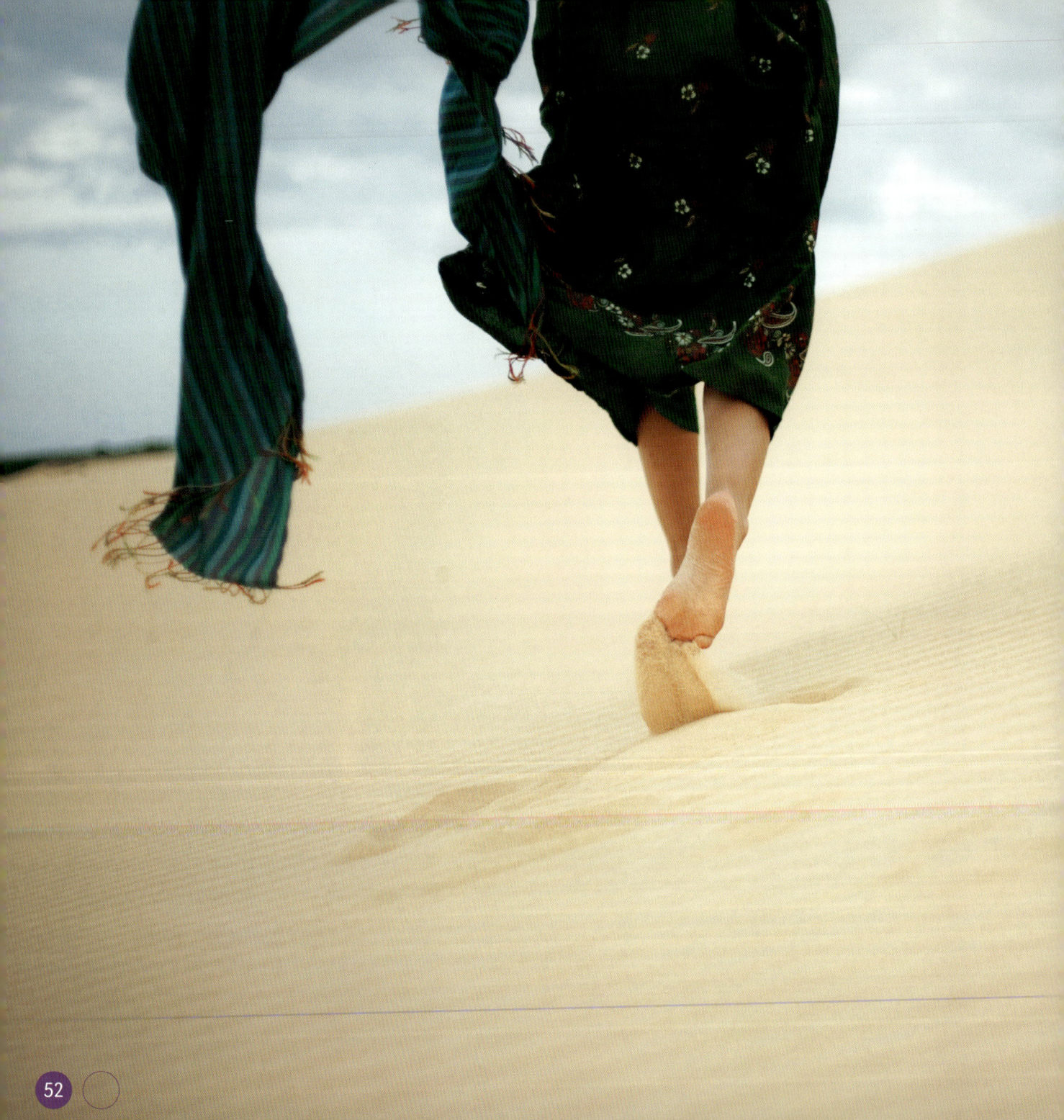

Unsichtbare Symptome
und gesundheitsbezogene Lebensqualität

Gemäß der Weltgesundheitsorganisation (WHO) ist Gesundheit als „Zustand physischen, psychischen und sozialen Wohlbefindens" zu betrachten. D.h., nicht allein ein einwandfreies körperliches Funktionieren zählt, sondern das Wohlbefinden des Patienten in verschiedenen Lebensbereichen gilt es zu betrachten.

Im Leben zählt nicht nur die Anzahl der Jahre, die jemand lebt, sondern auch die Tatsache, ob es gute und schöne Jahre sind.

Das Konzept der „gesundheitsbezogenen Lebensqualität" (englisch: health-related quality of life, HRQoL) beruht genau auf diesen Annahmen, bei der Einschätzung der subjektiv empfundenen Gesundheit sind Aspekte wie Arbeitsfähigkeit, Schlafqualität, Mobilität, subjektives Wohlbefinden, Angst, Niedergeschlagenheit, Pflege sozialer Kontakte, Teilnahme an Veranstaltungen und auch die Erfüllung von Verpflichtungen zu bedenken.

Wenn man Lebensqualität zu einem Maßstab der Behandlung macht, dann ist die Benennung und Behandlung der unsichtbaren MS-Folgen ein sehr wichtiger Ansatz. Diese Zusammenhänge zeigte auch eine Studie des DMSG-Landesverbandes NRW (Wirtz et al. 2008).

Die unsichtbaren Symptome – wenn sie unbehandelt bleiben – können all die genannten Bereiche, die die Lebensqualität ausmachen, empfindlich stören. Das Ernstnehmen der Symptome und deren Behandlung sind ein Schritt hin zu einer Verbesserung der Lebensqualität. Und wenn auch an einigen Stellen unserer Darstellung die „Evidenz" der Empfehlungen noch nicht so hoch ist, wie wir es uns wünschen würden, so kann es Ihnen als MS-Betroffenem trotzdem gemeinsam mit Ihren Ärzten und Therapeuten gelingen, eine geeignete Behandlungsform zu finden.

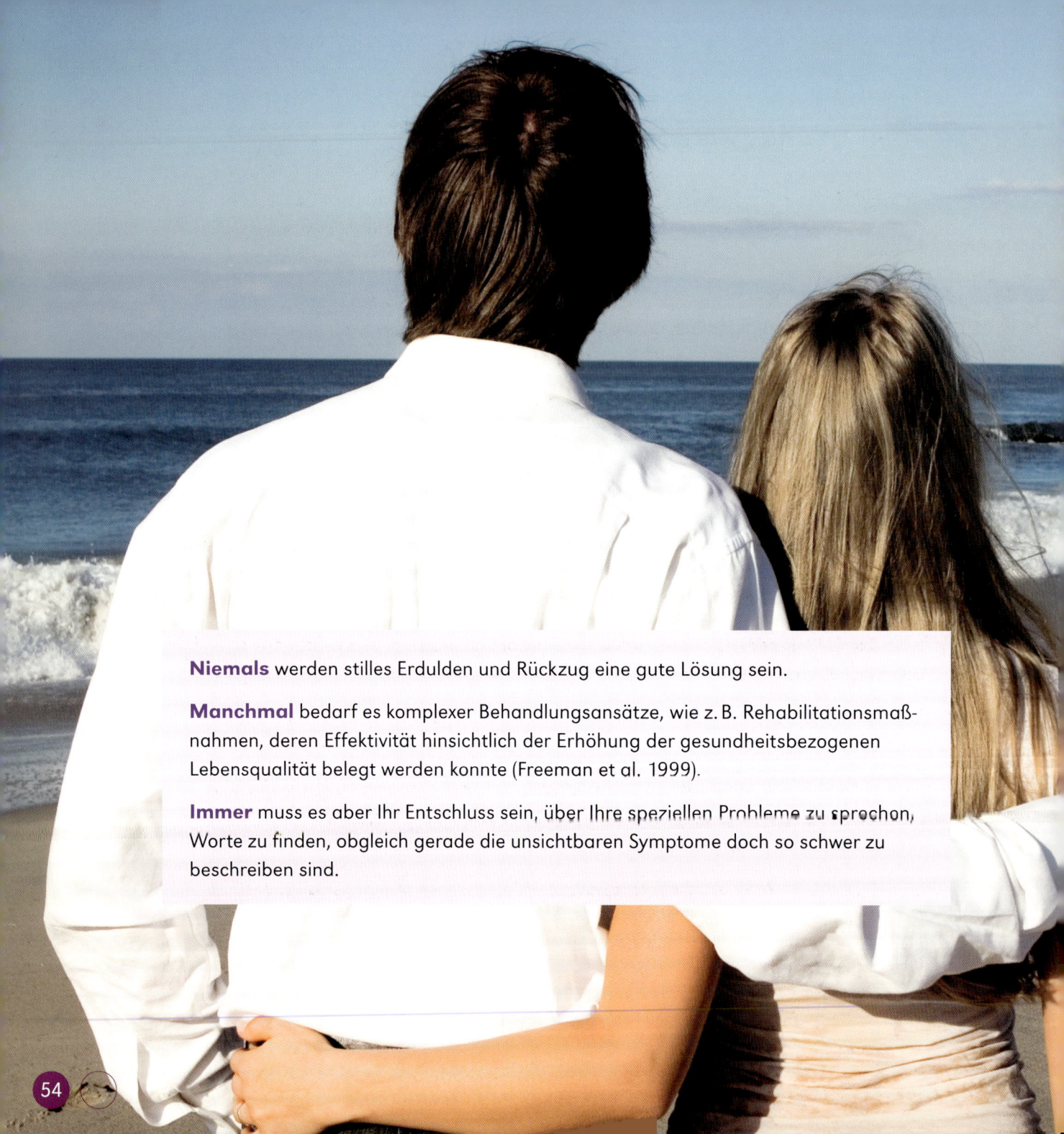

Niemals werden stilles Erdulden und Rückzug eine gute Lösung sein.

Manchmal bedarf es komplexer Behandlungsansätze, wie z. B. Rehabilitationsmaßnahmen, deren Effektivität hinsichtlich der Erhöhung der gesundheitsbezogenen Lebensqualität belegt werden konnte (Freeman et al. 1999).

Immer muss es aber Ihr Entschluss sein, über Ihre speziellen Probleme zu sprechen, Worte zu finden, obgleich gerade die unsichtbaren Symptome doch so schwer zu beschreiben sind.

Quellen und Literatur

Amato MP, Ponziani G, Pracucci G, Bracco L, Siracusa G, Amaducci L. Cognitive impairment in early-onset multiple sclerosis. Pattern, predictors, and impact on everyday life in a 4-year follow-up. Archives of Neurology. 1995;52(2):168-72.

Barak Y, Ur E, Achiron A. Moclobemide treatment in multiple sclerosis patients with comorbid depression: an open-label safety trial. J Neuropsychiatry Clin Neurosci. 1999;11(2):271-3.

Crawford JD, McIvor GP. Group psychotherapy: benefits in multiple sclerosis. Arch Phys Med Rehabil. 1985;66(12):810-3.

Feinstein A, O'Connor P, Feinstein K. Multiple sclerosis, interferon beta-1b and depression: A prospective investigation. J Neurol. 2002;249:815-20.

Flachenecker P, Kümpfel T, Kallmann B, et al. Fatigue in multiple sclerosis: a comparison of different rating scales and correlation to clinical parameters. Mult Scler. 2002;8:523-528.

Freeman JA, Langdon DW, Hobart JC, Thompson AJ. Inpatient rehabilitation in multiple sclerosis: do the benefits carry over into the community? Neurology. 1999;52(1):50-6.

Fukazawa T, Sasaki H, Kikuchi S, Hamada T, Tashiro K. Serum carnitine and disabling fatigue in multiple sclerosis. Psychiatry Clin Neurosci. 1996;50(6):323-5.

Geisler MW, Sliwinski M, Coyle PK, Masur DM, Doscher C, Krupp LB. The effects of amantadine and pemoline on cognitive functioning in multiple sclerosis. Arch Neurol. 1996;53(2):185-8.

Gil D, Hatcher S. Antidepressants for depression in people with physical illness. Cochrane Database System Rev CD 001312. 2000.

Goodman AD, Brown TR, Krupp LB, Schapiro RT, Schwid SR, Cohen R, Marinucci LN, Blight AR. Fampridine MS-F203 Investigators. Sustained-release oral fampridine in multiple sclerosis: a randomised, double-blind, controlled trial. Lancet. 2009;373:732-38.

Greene YM, Tariot PN, Wishart H, Cox C, Holt CJ, Schwid S, Noviasky J. A 12-week, open trial of donepezil hydrochloride in patients with multiple sclerosis and associated cognitive impairments. J Clin Psychopharmacol. 2000;20(3):350-6.

Henze T. Managing specific symptoms in people with multiple sclerosis. Int MS J. 2005;12(2):60-8.

Haupts M, in Henze T (Hrg.): Symptomatische Therapie der Multiplen Sklerose. Thieme Stuttgart New York. 2005.

Haupts M, Calabrese P, Babinsky R, Markowitsch HJ, Gehlen W. Everyday memory impairment, neuroradiological findings and physical disability in multiple sclerosis. Eur J Neurol 1.1994:159-163.

Hildebrandt H, Lanz M, Hahn HK, Hoffmann E, Schwarze B, Schwendemann G, Kraus JA. Cognitive training in MS: effects and relation to brain atrophy. Restor Neurol Neurosci. 2007; 25:33-43.

Krupp L, Rizvi S. Symptomatic therapy for underrecognized manifestations of multiple sclerosis. Neurology. 2002;58(4):32-39.

Krupp LB, Christodoulou C, Melville P, Scherl WF, MacAllister WS, Elkins LE. Donepezil improved memory in multiple sclerosis in a randomized clinical trial. Neurology. 2004;63(9):1579-85.

Lebrun C, Alchaar H, Candito M, Bourg V, Chatel M. Levocarnitine administration in multiple sclerosis patients with immunosuppressive therapy-induced fatigue. Mult Scler. 2007;13:11-24.

Mohr DC, Likosky W, Bertagnolli A, Goodkin DE, van der Wende J, Dwyer P, Dick LP. Telephone-administered cognitive-behavioral therapy for the treatment of depressive symptoms in multiple sclerosis. J Consult Clin Psychol. 2000;68:356-6.

Mohr DC, Boudewyn AC, et al. Comparative outcomes for individual cognitive-behavior therapy, supportive-expressive group psychotherapy, and sertraline for the treatment of depression in multiple sclerosis. J Consult Clin Psychol. 2001;69:942-49.

Plohmann AM, Kappos L, Ammann W, Thordai A, Wittwer A, Huber S, Bellaiche Y, Lechner-Scott J. Computer assisted retraining of attentional impairments in patients with multiple sclerosis. J Neurol Neurosurg Psychiatry. 1998;64(4):455-62.

Polman CH, Bertelsmann FW, de Waal R, van Diemen HA, Uitdehaag BM, van Loenen AC, Koetsier. 4-Aminopyridine is superior to 3,4-diaminopyridine in the treatment of patients with multiple sclerosis. JCArch Neurol. 1994;51(11):1136-9.

Rao SM, Leo GJ, Bernardin L, Unverzagt F. Cognitive dysfunction in multiple sclerosis. I. Frequency, patterns, and prediction. Neurology. 1991a;41(5):685-91.

Rao SM, Leo GJ, Ellington L, Nauertz T, Bernardin L, Unverzagt F. Cognitive dysfunction in multiple sclerosis. II. Impact on employment and social functioning. Neurology. 1991b;41(5):692-6.

Rodgers D, Khoo K, et al. Cognitive therapy for multiple sclerosis: a preliminary study. Altern Ther Health Med. 1996;2:70-74.

Rossini PM, Pasqualetti P, Pozzilli C, Grasso MG, Millefiorini E, Graceffa A, Carlesimo GA, Zibellini G, Caltagirone. Fatigue in progressive multiple sclerosis: results of a randomized, double-blind, placebo-controlled, crossover trial of oral 4-aminopyridine. CMult Scler. 2001;7(6):354-8.

Sailer M, Heinze HJ, Schoenfeld MA, Hauser U, Smid HG. Amantadine influences cognitive processing in patients with multiple sclerosis. Pharmacopsychiatry. 2000;33(1):28-37.

Schiffer R, Wineman N. Antidepressant pharmocotherapy of depression associated with multiple sclerosis. Am J Psychiat 1990;147:1493-97.

Schwartz CE. Teaching coping skills enhances quality of life more than peer support: results of a randomized trial with multiple sclerosis patients.
Health Psychol. 1999;18:211-20.

Scott TF, Nussbaum P, McConnell H, Brill P. Measurement of treatment response to sertraline in depressed multiple sclerosis patients using the Caroll scale. Neurol Res. 1995;17:421-22.

Smits RC, Emmen HH, Bertelsmann FW, Kulig BM, van Loenen AC, Polman CH. The effects of 4-aminopyridine on cognitive function in patients with multiple sclerosis: a pilot study. Neurology. 1994;44(9):1701-5.

Vogt A, Kappos L, Calabrese P, Stöcklin M, Gschwind L, Opwis K, Penner IK. Working memory training in patients with multiple sclerosis - comparison of two different training schedules. Restor Neurol Neurosci. 2009;27(3):225-35.

Weinstein A, Schwid SR, Schiffer RB, McDermott MP, Giang DW, Goodman AD. Neuropsychologic status in multiple sclerosis after treatment with glatiramer. Arch Neurol. 1999;56(3):319-24.

Wirtz M, Schipper S, Kugler J. Versorgungssituation und Lebensqualität bei Multipler Sklerose. dmv Münster 2008.

Glossar

Acetylcholin → Neurotransmitter für die Erregungsübertragung zwischen Nerv und Muskel

affektive Störungen Störungen, die das Gefühlsleben betreffen, z. B. Depression

Alertness Grundaufmerksamkeit, Wachsamkeit

Amplituden Höhe der EEG-Wellen

anticholinerg Wirkungen, die sich aus der Hemmung des → Neurotransmitters → Acetylcholin ergeben

attentionale Störungen Aufmerksamkeitsstörungen

Carnitin vitaminähnliche Substanz, die für den Energiestoffwechsel wichtig ist

Cholinesterase-Inhibitoren/Hemmer Substanzen, die den Abbau von Acetylcholin aus dem synaptischen Spalt verhindern und so die Wirkung dieses Neurotransmitters verlängern/verbessern können

chronisch-progrediente Stadien/Verlauf chronisch = dauerhaft; progredient = fortschreitend

Cochrane-Analyse Die Cochrane Collaboration (CC) ist eine internationale gemeinnützige Organisation mit dem Ziel, aktuelle Informationen und Evidenz (s. u.) zu therapeutischen Fragen allgemein verfügbar zu machen, um Medizinern Entscheidungen zu erleichtern und Patienten aufzuklären. Dies wird vor allem durch die Erstellung, Aktualisierung und Verbreitung systematischer Übersichtsarbeiten erreicht.

Demenz vorzugsweise im Alter auftretende Erkrankung des Gehirns, bei der es zu einer fortschreitenden Einschränkung der geistigen Leistungsfähigkeit kommt

Demyelinisierungsherde Bereiche im Gehirn, in denen die schützende Myelinscheide um die Nervenzellen aufgrund der MS abgebaut wurde und so die Reizweiterleitung verlangsamt oder unterbrochen ist

depressogen Depressionen begünstigende Faktoren

doppelblind-kontrolliert bezeichnet eine Untersuchung, wobei die Patienten und der behandelnde Mediziner nicht wissen, wer welche Substanz erhält

EDSS neurologischer Behinderungsgrad; „Expanded Disability Status Scale" von Kurzke entwickelte Leistungsskala, die den Behinderungsgrad bei MS-Erkrankten mit Werten zwischen 0 = normaler neurologischer Befund und 10 = Tod infolge von MS angibt

EEG Elektroencephalogramm, Messung der summierten elektrischen Aktivität des Gehirns durch Aufzeichnung der Spannungsschwankungen an der Kopfoberfläche, dient zur Diagnostik

endogen im Inneren des Körpers entstehend (als Abgrenzung zu äußeren Ursachen zu verstehen)

Enzyme Proteine

Evidenz belegter Sachverhalt (engl. „evidence"; hier ist nicht die übliche Bedeutung von „Offensichtlichkeit" oder Einsicht gemeint)

exekutive Funktionen Planen, Problemlösen, Handlungskontrolle

Fatigue Erschöpfungserscheinung; abnorme Ermüdbarkeit

globale Hirnatrophie Abbauprozess, von dem das gesamte Gehirn betroffen ist, z. B. bei einer Alzheimer-Demenz

Hirnläsion Hirnschädigung/Hirnverletzung

Hypothyreose Unterfunktion der Schilddrüse

immunmodulierend Die Funktionsweise des Immunsystems verändernd

Immunologie Lehre von den biologischen und biochemischen Grundlagen der körperlichen Abwehr von Krankheitserregern

kataton gestörte Bewegungsabläufe/Handlungen oder Erregungszustände im Rahmen von psychiatrischen Erkrankungen

kognitiv evozierte Potentiale neurologische →EEG-Untersuchungsmethode, mit deren Hilfe die Geschwindigkeit von Nervenbahnen getestet werden kann, bezogen auf kognitive Verarbeitungsgeschwindigkeit

Lambert-Eaton-Syndrom Autoimmunkrankheit, bei der die Transmitter-Ausschüttung behindert wird, was zu Lähmungen führt

magnet-evozierte Potentiale (MEP) spezielle Form der evozierten Potentiale, ausgelöst durch einen Reiz im motorischen System, Veränderungen in der Reaktionszeit geben Aufschluss über Schädigungen der Myelinisierung

Magnetresonanztomographie (MRT) bildgebendes diagnostisches Verfahren zur Darstellung von Struktur und Funktion von Organen und Geweben mit Hilfe elektromagnetischer Felder

MAO-A-Hemmer Monoaminooxidase-A-Hemmer: hemmen den Typ A des Enzyms Monoaminooxidase; dieser Effekt wird zur Behandlung von Depressionen genutzt

memory enhancer Gedächtnisverbesserer

mnestische Fähigkeiten Erinnerungs-/Merkfähigkeit

MSTKG-Richtlinien Richtlinien der „Multiple Sklerose Konsensus Gruppe"

neuropsychiatrische Symptome psychiatrische Symptome aufgrund von organischen Veränderungen im ZNS

Neurotransmitter Botenstoffe im Gehirn

Nosoden homöopathisch aufbereitete Mittel, die aus „krankem" oder pathologischem Material wie Blut, Eiter, Krankheitserregern oder Krebszellen hergestellt werden

off-label-use Verordnung eines Arzneimittels außerhalb der Indikation, der Dosierung oder der Behandlungsdauer

Optikusneuritiden Sehnervenentzündungen

organpathologische Untersuchungen Untersuchungen krankhafter Veränderungen der Organe

paramedizinisch von der Schulmedizin hinsichtlich der Erkennung und Therapie von Krankheiten abweichende medizinische Lehre

Placebo Tablette oder ein anderes medizinisches Präparat, welches keinen pharmazeutischen Wirkstoff enthält und somit per Definition auch nicht durch einen solchen Stoff eine pharmazeutische Wirkung verursachen kann: Placeboeffekt

primär chronisch-progredienter MS-Verlauf von Beginn an sich verschlechternder Verlauf

randomisiert-kontrolliert Studie, bei der die Probanden zufällig den Experimental- bzw. Kontrollgruppen zugeordnet werden

schubprophylaktisch eingesetzte Interferone Interferone, die zur Vorbeugung eines Schubes eingesetzt werden

signifikant erheblich, nicht zufällig

visuokonstruktive Fähigkeiten Konstruktion, Anordnung und Erinnerung von Dingen im Raum, Fähigkeit komplexe Formen und Muster zu erkennen und zu reproduzieren z. B. Erkennen und Zeichnen einer Uhr (mit Zahlen und Zeigern)

ZNS zentrales Nervensystem

Zytokine Gruppe von Proteinen, die bei Wachstum und Differenzierung der Körperzellen eine Rolle spielen; ein Zytokin ist z. B. Interferon

Verschiedene Testverfahren:

TAP Testbatterie zur Aufmerksamkeitsprüfung: computergestütztes Testsystem, das verschiedene Aspekte der Aufmerksamkeit testet wie → Alertness, geteilte Aufmerksamkeit, Daueraufmerksamkeit

BRB Brief Repeatable Battery: Testbatterie zur Erfassung kognitiver Störungen bei MS

FST Faces Symbol Test: sprachfreies Verfahren zur Erfassung kognitiver Störungen

MUSIC-Test Speziell für MS-Erkrankte entwickelter Test zur Erfassung kognitiver Störungen („Multiple Sklerose Inventar Cognition")

MMS Mini-Mental-Status: Kurztest zur Erfassung kognitiver Defizite bei Demenzen

WTS Wiener Test-System (computergestützte psychologische Diagnostik)

Wichtige Adressen

Deutschland

DMSG
Deutsche Multiple Sklerose Gesellschaft
Bundesverband e.V.
Küsterstraße 8
30519 Hannover
Telefon: 0511 96834-0
Fax: 0511 96834-50
E-Mail: dmsg@dmsg.de
Internet: www.dmsg.de

GNP
Gesellschaft für Neuropsychologie
Postfach 11 05 · 36001 Fulda
Nikolausstraße 10 · 36037 Fulda
Telefon: 0700 46746700 oder 0661 0196-65
Fax: 0661 90196-92
E-Mail: fulda@gnp.de
Internet: www.gnp.de

Kompetenznetz Depression
Klinik und Poliklinik für Psychiatrie
Universitätsklinikum Leipzig
Johannisallee 20
04317 Leipzig
Telefon: 0341 9724-530
Fax: 0341 9724-539
E-Mail: info@buendnis-depression.de
Internet: www.kompetenznetz-depression.de

Österreich

Multiple Sklerose Gesellschaft Österreich
Universitätsklinik für Neurologie - AKH Wien
Währinger Gürtel 18–20
A-1090 Wien
Telefon: 01 40400-3123
Fax: 01 40400-3141
E-Mail: msgoe@gmx.net
Internet: www.msgoe.at

Schweiz

Schweizerische Multiple Sklerose Gesellschaft
Josefstrasse 129, Postfach
CH-8031 Zürich
Telefon: 043 4444343
Fax: 043 4444344
E-Mail: info@multiplesklerose.ch
Internet: www.multiplesklerose.ch

MS-Links

- Seiten der nationalen Multiple Sklerose-Gesellschaften und der europäischen MS-Vereinigung (Intensive, objektive Informationsmöglichkeiten zu allen Themen, die mit der MS zusammenhängen. Weiterführende Literatur und Links, aktuelle Nachrichten)

  www.dmsg.de (Deutschland)
  www.multiplesklerose.ch (Schweiz)
  www.nationalmssociety.org (USA)
  www.msgoe.at (Österreich)
  www.MSIF.org (Europa, auch in Deutsch)

- Seiten der DMSG-Landesverbände sind über den DMSG-Bundesverband (www.dmsg.de) zu erreichen. (Sie helfen Betroffenen in ihrem Bereich vor allem bei individuellen Fragen, lokale Informationen, Veranstaltungen)

- Seiten der pharmazeutischen Industrie (Natürlich werden die einzelnen Firmen ihre jeweiligen Produkte nicht gerade tadeln. Auf diesen Seiten findet sich jedoch eine Fülle sehr objektiver Darstellungen und hilfreicher Tipps.)

  www.leben-mit-ms.de (Merck-Serono)
  www.ms-gateway.de (Bayer Vital)
  www.ms-service-center.de (Biogen Idec)
  www.mscollege.de (Teva/Sanofi-Aventis)
  www.ms-lexikon.de (Bayer Vital)
  www.ms-und-ich.de (Novartis Pharma)

- Seiten unabhängiger Anbieter (zu unterschiedlichen MS-Themen), z. B.

  www.emed-ms.de
  www.ms-infozentrum.de

Zeitschriften Auswahl:

- aktiv (DMSG), msdialog (Merck-Serono), MS Welt (unabhängig), Lidwina (Bayer Vital), Extralife (Novartis), MS-MAGAZIN NRW (DMSG-Landesverband NRW e. V.), MS Life&News (Biogen Idec)

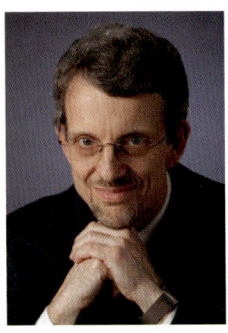

PD Dr. med. Michael Haupts

- Studium der Medizin und Psychologie an den Universitäten Aachen und Münster
- Approbation
- Weiterbildung zum Facharzt für Neurologie und Psychatrie
- Promotion
- Oberarzt an der Neurologischen Univ. Klinik, Knappschaftskrankenhaus Bochum
- Leitender Arzt der Abteilung für Neurologie ZMR Bielefeld
- Mitglied im Medizinischen Beirat des DMSG-Bundesverbandes
- Seit 2010 Chefarzt Neurologie im Augustahospital Anholt

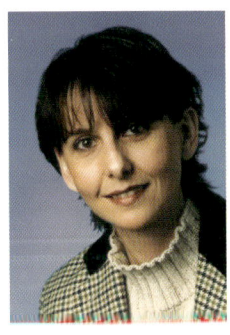

Dr. rer. medic. Sabine Schipper

- Diplom in Psychologie an der Ruhr-Universität Bochum
- Ausbildung in Klientenzentierter Psychotherapie (Gesprächspsychotherapie)
- Approbation als Psychologische Psychotherapeutin
- Tätigkeit in einer neurologischen Fachklinik
- Promotion
- Seit 2003 Diplom-Psychologin und Psychotherapeutin beim DMSG-Landesverband Nordrhein-Westfalen e.V.